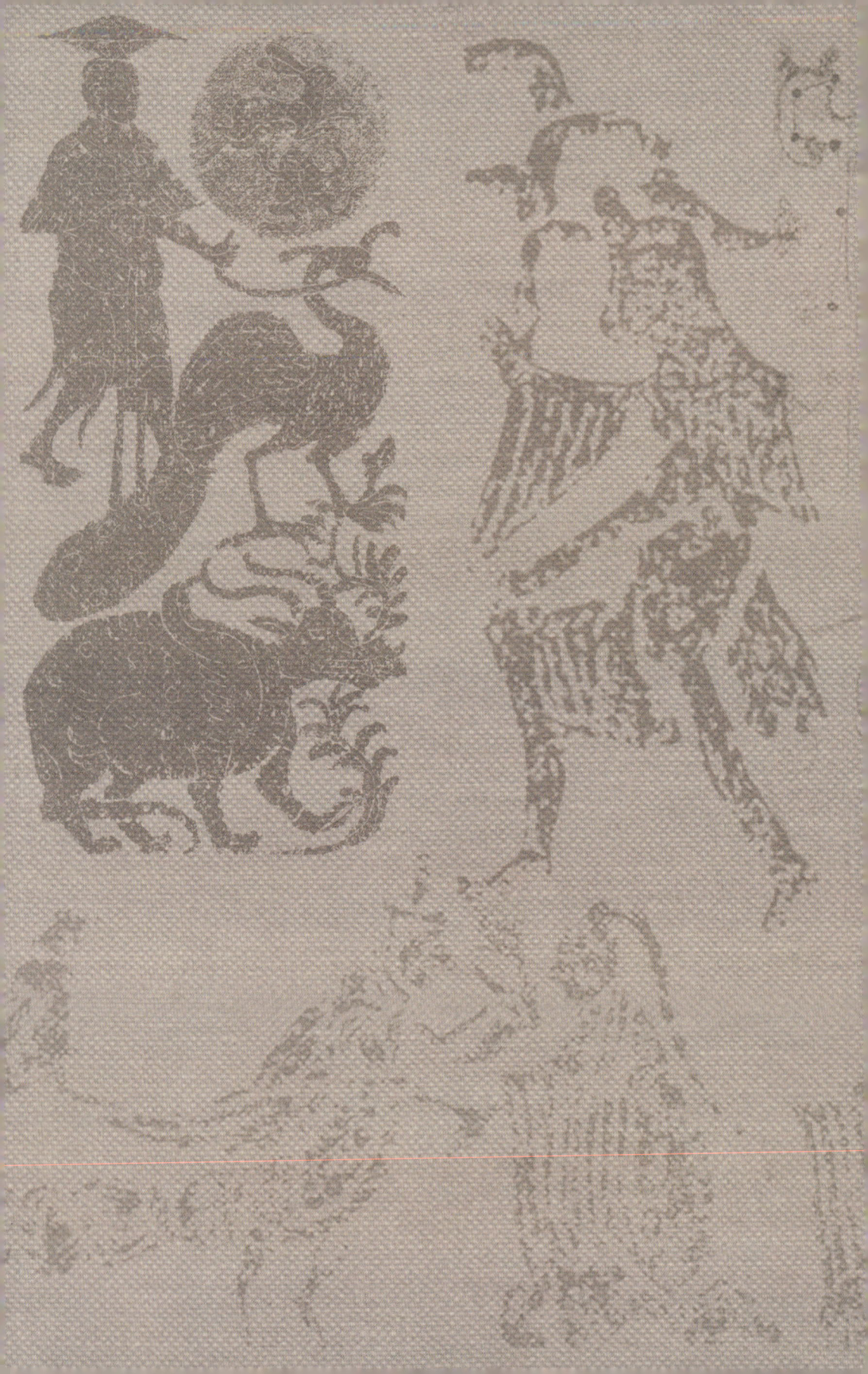

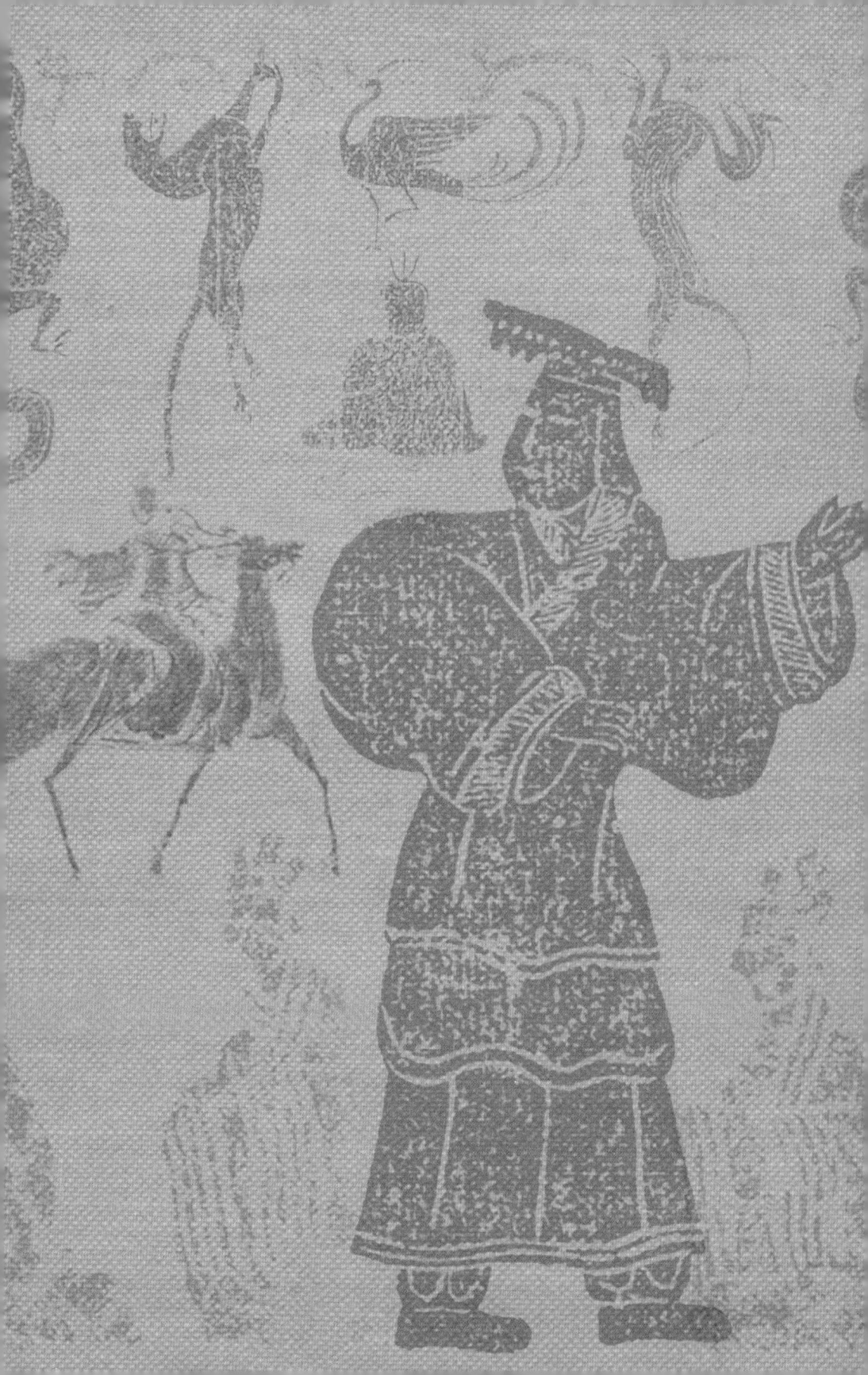

中国古医籍整理丛书（续编）

治疫全书

清·熊立品　编撰

张孙彪　整理

全国百佳图书出版单位
中国中医药出版社
·北　京·

图书在版编目（CIP）数据

治疫全书 /（清）熊立品编撰；张孙彪整理 .

北京：中国中医药出版社，2024. 7. --（中国古医籍
整理丛书）.

ISBN 978-7-5132-8821-7

Ⅰ. R254.3

中国国家版本馆 CIP 数据核字第 2024HV0246 号

中国中医药出版社出版

北京经济技术开发区科创十三街 31 号院二区 8 号楼

邮政编码　100176

传真　010-64405721

北京盛通印刷股份有限公司印刷

各地新华书店经销

开本 710×1000　1/16　印张 10.75　字数 125 千字

2024 年 7 月第 1 版　2024 年 7 月第 1 次印刷

书号　ISBN 978 - 7 - 5132 - 8821 - 7

定价　49.00 元

网址　www.cptcm.com

服 务 热 线　010-64405510

购 书 热 线　010-89535836

维 权 打 假　010-64405753

微信服务号　**zgzyycbs**

微商城网址　**https://kdt.im/LIdUGr**

官 方 微 博　**http://e.weibo.com/cptcm**

天猫旗舰店网址　**https://zgzyycbs.tmall.com**

前　言

中医药古籍是中华优秀传统文化的重要载体，也是中医药学传承数千年的知识宝库，凝聚着中华民族特有的精神价值、思维方法、生命理论和医疗经验，也是现代中医药科技创新和学术进步的源头和根基。保护好、研究好和利用好中医药古籍，是弘扬中华优秀传统文化、传承中医药学术、促进中医药振兴发展的必由之路，事关中医药事业发展全局。

中共中央、国务院高度重视中医药古籍保护与利用，有计划、有组织地开展了中医药古籍整理研究和出版工作。特别是党的十八大以来，一系列中医药古籍保护、整理、研究、利用的新政策相继出台，为守正强基础，为创新筑平台，中医药古籍事业迈向新征程。《中共中央　国务院关于促进中医药传承创新发展的意见》《关于推进新时代古籍工作的意见》《"十四五"中医药发展规划》《中医药振兴发展重大工程实施方案》等重要文件均将中医药古籍的保护与利用列为工作任务，提出要加强古典医籍精华的梳理和挖掘，推进中医药古籍抢救保护、整理研究与出版利用。国家中医药管理局专门成立了"中医药古籍工作领导小组",以加强对中医药古籍保护、整理研究、编辑出版以及古籍数字化、普及推广、人才培养等工作的统筹,持续推进中医药古籍重大项目的规划与组织。

2010年,财政部、国家中医药管理局设立公共卫生资金专项"中医药古籍保护与利用能力建设项目"。2018年,项目成果结集为《中国古医籍整理丛书》正式出版,包含417种中医药古籍,内容涵盖了医经、基础理论、诊法、伤寒金匮、温病、本草、方书、内科、外科、女科、儿科、伤科、眼科、咽喉口齿、针灸推拿、养生、医案医话医论、医史、临证综合等门类,时间跨越唐、宋、金元、明以迄清末,绝大多数是第一次校注出版,一批孤本、稿本、抄本更是首次整理面世。第九届、第十届全国人大常委会副委员长许嘉璐先生听闻本丛书出版,欣然为之作序,对本项工作给予高度评价。

2020年12月起,国家中医药管理局立项实施"中医药古籍文献传承专项"。该项目承前启后,主要开展重要古医籍整理出版、中医临床优势病种专题文献挖掘整理、中医药古籍保护修复与人才培训、中医药古籍标准化体系建设等4项工作。设立"中医药古籍文献传承工作项目管理办公室",负责具体管理和组织实施、制定技术规范、举办业务培训、提供学术指导等,全国43家单位近千人参与项目。本专项沿用"中医药古籍保护与利用能力建设项目"形成的管理模式与技术规范,对现存中医药古籍书目进行梳理研究,结合中医古籍发展源流与学术流变,特别是学术价值和版本价值的考察,最终选定40种具有重要学术价值和版本价值的中医药古籍进行整理出版,内容涉及伤寒、金匮、温病、诊法、本草、方书、内科、外科、儿科、针灸推拿、医案医话、临证综合等门类。为体现国家中医药古籍保护与利用工作的延续性，命名为《中国古医籍整理丛书（续编）》。

当前，正值中医药事业发展天时地利人和的大好时机，中医药古籍工作面临新形势，迎来新机遇。中医药古籍工作应紧紧围绕新时代中医药事业振兴发展的迫切需求，持续做好保护、整理、研究与利用，努力把古籍所蕴含的中华优秀传统文化的精神标识和具有当代价值、世界意义的文化精髓挖掘出来、提炼出来、展示出来，把中医药这一中华民族的伟大创造保护好、发掘好、利用好，为建设文化强国和健康中国、助力中国式现代化、建设中华民族现代文明、实现中华民族伟大复兴贡献更大力量。

中医药古籍文献传承工作项目管理办公室

2024 年 3 月 6 日

许 序

"中医"之名立，迄今不逾百年，所以冠以"中"字者，以别于"洋"与"西"也。慎思之，明辨之，斯名之出，无奈耳，或亦时人不甘泯没而特标其犹在之举也。

前此，祖传医术（今世方称为"学"）绵延数千载，救民无数；华夏屡遭时疫，皆仰之以度困厄。中华民族之未如印第安遭染殖民者所携疾病而族灭者，中医之功也。

医兴则国兴，国强则医强。百年运衰，岂但国土肢解，五千年文明亦不得全，非遭泯灭，即蒙冤扭曲。西方医学以其捷便速效，始则为传教之利器，继则以"科学"之冕畅行于中华。中医虽为内外所夹击，斥之为蒙昧，为伪医，然四亿同胞衣食不保，得获西医之益者甚寡，中医犹为人民之所赖。虽然，中国医学日益陵替，乃不可免，势使之然也。呜呼！覆巢之下安有完卵？

嗣后，国家新生，中医旋即得以重振，与西医并举，探寻结合之路。今也，中华诸多文化，自民俗、礼仪、工艺、戏曲、历史、文学，以至伦理、信仰，皆渐复起，中国医学之兴乃属必然。

迄今中医犹为国家医疗系统之辅，城市尤甚。何哉？盖一则西医赖声、光、电技术而于20世纪发展极速，中医则难见其进。二则国人惊羡西医之"立竿见影"，遂以为其事事胜于中医。然西医已自觉将入绝境：其若干医法正负效应相若，甚或负远逾于正；研究医理者，渐知人乃一整体，心、身非如中世纪所认定为二对立物，且人体亦非宇宙之中心，仅为其一小单位，与宇宙万象万物息息相关。认识至此，其已向中国医学之理念"靠拢"矣，虽彼未必知中国医学何如也。唯其不知中国医理何如，纯由其实践而有所悟，益以证中国之认识人体不为伪，亦不为玄虚。然国人知此趋向者，几人？

国医欲再现宋明清高峰，成国中主流医学，则一须继承，一须创新。继承则必深研原典，激清汰浊，复吸纳西医及我藏、蒙、维、回、苗、彝诸民族医术之精华；创新之道，在于今之科技，既用其器，亦参照其道，反思己之医理，审问之，笃行之，深化之，普及之，于普及中认知人体及环境古今之异，以建成当代国医理论。欲达于斯境，或需百年欤？予恐西医既已醒悟，若加力吸收中医精粹，促中医西医深度结合，形成21世纪之新医学，届时"制高点"将在何方？国人于此转折之机，能不忧虑而奋力乎？

予所谓深研之原典，非指一二习见之书、千古权威之作；就医界整体言之，所传所承自应为医籍之全部。盖后世名医所著，乃其秉诸前人所述，总结终生行医用药经验所得，自当已成今世、后世之要籍。

盛世修典，信然。盖典籍得修，方可言传言承。虽前此50余载已启医籍整理、出版之役，惜旋即中辍。阅20载再兴整理、出版之潮，世所罕见之要籍千余部陆续问世，洋洋大观。

今复有"中医药古籍保护与利用能力建设"之工程，集九省市专家，历经五载，董理出版自唐迄清医籍，都400余种，凡中医之基础医理、伤寒、温病及各科诊治、医案医话、推拿本草，俱涵盖之。

噫！璐既知此，能不胜其悦乎？汇集刻印医籍，自古有之，然孰与今世之盛且精也！自今而后，中国医家及患者，得览斯典，当于前人益敬而畏之矣。中华民族之屡经灾难而益蕃，乃至未来之永续，端赖之也，自今以往岂可不后出转精乎？典籍既蜂出矣，余则有望于来者。

谨序。

第九届、十届全国人大常委会副委员长

许嘉璐

二〇一四年冬

校注说明

　　《治疫全书》为清代医家熊立品编撰。熊立品（1690—1780），字圣臣，晚号松园老人，江西新建人。本书成书于乾隆三十四年（1769），属于中医瘟疫专著。乾隆四十二年（1777），《治疫全书》作为《瘟疫传症汇编》（又名《传症汇编》）合刊本之一种刊成面世。前三卷取《醒医六书》版本的《温疫论》，以加"品按"的方式略加阐释，展现其对于瘟疫病因辨治的见解。第四卷摘取喻嘉言《尚论》诸条，以喻氏论温之说，补吴又可学术所未及者，并在卷末撰写了"喻论总按"，加以评述。第五卷中广泛收集散见于各书的疫病证治经验。末卷列"瘟疫客难"与"辩孔琐言"，熊氏一反前几卷述而不作的文风，采用质疑问难、回答客问的新颖笔调，辨析诸多治疫模糊之处。

　　此次整理以清乾隆四十二年（1777）西昌熊氏家塾刻本为底本，以1936年曹炳章编辑《中国医学大成续集·二十五》中的影印本为主校本（简称"大成本"），并以《醒医六书》日本享和二年壬戌（1802）恬淡居藏版（简称"《醒医六书》"）、清乾隆二十八年（1763）黎川陈守诚《尚论后篇》刻本（简称"《尚论后篇》"）为参校本。

　　具体校注方法如下：

　　1.原书繁体竖排，今改为简体横排，并对原书进行标点。原书竖排时为指示文字位置而用的"右""左"字样，今统一改为"上""下"，概不出注。

　　2.凡正文均以宋体表示，熊氏按语作楷体，以示区别。原底本中的双行小字，今统一改为单行，字号较正文小一号。

3.凡底本中因写刻致误的明显错别字，如"斑"作"班"、"末"作"未"、"灸"作"炙"、"母"作"毋"等，均予以径改，不出校。

4.通假字在首次出现时出注，异体字、古字径改为规范简化字，不出校记。对个别冷僻字词加以注音和解释。同一本中用字不统一者，如"证"或作"症"，今仍其旧，以存当时的学术风貌。

5.凡底本中涉及的中医药名词字形与现代规范字形体有明显出入者，予以径改，不出校。如藏府（脏腑）、掀肿（焮肿）、舌胎（舌苔）等。某些中药名俗字与规范字并用者，径改为通行规范字，如蝉退（蝉蜕）、元参（玄参）、朱苓（猪苓）等。

整理者

2024 年 5 月

《传症全编》 序

于戏②天地好生，颐养仁寿，岂尝好与万物为疵厉③哉？而其势有不得不然者，人实致之。慨自人心风俗之薄，与天地六气相驳劣，积为疵厉，而天地六气之邪应。此喻徵君致恨于上混穹苍清静之气，亦败水土物产之常故耳。传症有四：一曰疫，疫者，郁也，谓湮郁太和也。一曰疟，疟者，虐也，《内经》称疟之作也，恒于少阳，故寒热半焉，其偏者为札为瘅，而岚疟为尤毒，此天地暴气也。一曰痢，于《内经》为滞下，夏伤于暑湿，及秋而发势奔迫，其胃气中绝者，遂成禁口，毙命尤速。其一曰痘疹，痘症不见于《内经》，意者其起于中古乎？疹则有并称为麻者，不知麻形细碎，皮红绽朵，如蚊迹模糊，正疹邪匿命门，发则一齐涌出，如苏子、芥子，成粒成疮，毒构于风火而血热夹之，即痘之夹疹夹斑，血陷黑陷，未尝不同源而异流。婴儿之受祸也为更烈。凡此所谓传症也者，积邪于六气，延染村墟，痛伤夭札，天地隐心恻焉。天地不能言，而黄帝、岐伯、藟臾④言之，扁鹊与和、缓言之，长沙、东垣、河间、丹溪又言之。补弊救偏，以挽太和之气于天地，俾民无横死，此仁悯万物之心也，亦良苦矣。然其说散而无纪，义类弗张贯串，家大兄⑤松园先生蒿目忧之，因汇编诸传症为一书，

---

① 《传症全编》：又称《传症汇编》，三种二十卷，子目包括《治疫全书》六卷、《痢疟纂要》八卷、《痘麻绀珠》六卷。

② 于戏：犹"于乎"，句首感叹词。

③ 疵厉：亦作"疵疠"，泛指疾病。

④ 藟臾：即鬼臾区。

⑤ 大兄：对朋辈的敬称。

一

论必有宗，治必有法，辨析必反覆详尽，死生而肉骨，真以古仁人之心为心。虽以诸生老布衣，而不为良相愿为良医之意已见一斑。子朱子曰：吾之心正，则天地之心亦正。吾之气顺，则天地之气亦顺。吾兄诚有味乎言之，仍在深咀厚醲，亦借之和而已，岂井目沟衷所可与耶？书成授余读之，余故乐为仁人君子畅所云云也。是为序。

时乾隆四十二年青龙在疆围作噩之辰寎月上巳日

学桥愚弟为霖① 拜言

---

　　① 为霖：熊为霖（生卒年月不详），字学桥，号心松居士，江西新建人，生活于清雍正、乾隆年间。乾隆七年（1742）中进士，改庶吉士，授检讨，乾隆四十四年（1779）左右为岳麓书院山长。

《传症汇编》总序

风、寒、暑、湿、燥、火之为病，自黄帝、岐伯，暨仲景、东垣、河间、丹溪诸先哲讨论研究，固已义例昭明，精微详尽矣。惟六气之外，沴厉所钟，非风非寒，非暑非湿，非燥非火，而实为风、寒、暑、湿、燥、火之极，致郁勃飞扬，发为延蔓传症，如瘟疫、痢疟、泄泻、麻痘之类，患者最多，杀人亦最为惨者。虽诸先正间垂绪言，而独无有辑为成书，排比疏栉，简核而详明，以垂示于后来者也。余自束发受书，即喜旁涉《灵枢》《素问》等集，思欲搜择纂次，汇辑斯编，顾以体大意精，虑防①举业，虚愿未售，匪朝伊夕矣。冉冉乞期，功名念息，乃取治疫之《醒医六书》②详加考订，益以同邑喻徵君之《疫病论》，合为六卷，业付梓人。兹复取痢疟之症，附以泄泻，为《纂要》③八卷，麻痘之症为《绀珠》④六卷，同授开雕。窃不自揆，颜曰《传症汇编》。非敢谓补先贤之阙遗，作医门之

---

① 防：通"妨"。

② 《醒医六书》：其作为一种翻刻甚多的《温疫论》版本，作者署为"具区吴有性又可甫著"，吴有性的序言被称为"醒医六书瘟疫论引"，卷首书名作《瘟疫论》。全书二卷，卷下附有"补遗"。关于《温疫论》版本流变状况，可参看张志斌《〈瘟疫论〉现存版本的考证研究》，《中医文献杂志》2006 年第 3 期。

③ 《纂要》：即《痢疟纂要》，《传症汇编》之一种。该书共八卷，系搜集古今有关文献，结合熊氏个人经验体会编纂而成。

④ 《绀珠》：即《痘麻绀珠》，《传症汇编》之一种。该书共六卷，系选集前人有关麻、痘的论述和治疗，参以个人闻见编撰而成。书名中的"绀珠"一词，出自五代王仁裕《开元天宝遗事·记事珠》，后用以比喻博记。

科律，而竭才穷虑，等之剥茧抽蕉^①，自就诊给药之余，兢兢业业，念兹在兹，积有年岁，始得稍酬夙负，藉手告成。或以为于医家不无小补者，或以为老而好事者，悉听于人，老人不复自计也。

乾隆四十一年岁在丙申一阳月　西昌松园老人熊立品自述

---

① 剥茧抽蕉：底本漫漶不清，据大成本补。

《醒医六书·瘟疫论》原引 ①

夫瘟疫之为病，非风、非寒、非暑、非湿，乃天地间别有一种异气所感。其传有九，此治疫紧要关节，奈何自古迄今，从未有发明者。仲景虽有《伤寒论》，然其法始自太阳，或传阳明，或传少阳，或三阳竟自传胃。盖为外感风寒而设，故其传法与瘟疫自是迥别。嗣后论之者纷纷，不止数十家，皆以伤寒为辞 ②，其于瘟疫证则甚略之。是以业医者所记所诵，连篇累牍，俱系伤寒，及其临证，悉见瘟疫，求其真伤寒百无一二。不知屠龙之艺 ③ 虽成而无所施，未免指鹿为马矣。余初按诸家，咸谓：春、夏、秋皆是瘟病，而伤寒必在冬时。然历年较之，瘟疫四时皆有。及究伤寒，每至严寒，虽有头疼、身痛、恶寒、无汗、发热，总似太阳证，至六七日失治，未尝传经。每用发散之剂，一汗即解。间有不药亦自解者，并未尝因失汗以致发黄、谵语、狂乱、苔刺等证。此皆感冒肤浅之病，非真伤寒也。伤寒、感冒，均系风寒，不无轻重之殊。究竟感冒居多，伤寒希有。况瘟疫与伤寒，感受有霄壤之隔。今鹿马攸分，益见伤寒世所绝少。仲景以伤寒为急病，仓卒失治，多致伤生，因立论以济天下后世，用心可谓仁矣。然伤寒与瘟疫，均急病也。以病之少者，尚谆谆以告世，至于瘟疫多于伤寒百倍，安忍反

---

① 此篇序言后尚有熊立品所撰自序一篇、引言一篇，详阅序文和引言，乃熊氏为《痘麻绀珠》一书所作。因与《治疫全书》无涉，此次校点予以删除。

② 辞：原作"乱"，据《醒医六书》改。

③ 屠龙之艺：语出《庄子·列御寇》："朱评漫学屠龙于支离益，殚千金之家，三年技成而无所用其巧。"比喻虽然高超，但脱离实际而无处可用的技术。

置勿论？或谓瘟疫之证，仲景原别有方论，历年既久，兵火湮没，即《伤寒论》亦系散亡之余，王叔和立方造论，谬称全书。瘟疫无论，未必不由散亡也明矣。崇祯辛巳，疫气流行，山东、浙省、南北两直，感者尤多，至五六月益甚，或至阖门传染。始发之际，时师误以伤寒法治之，未尝见其不殆也。或病家误听七日当自愈，不尔十四日必瘳，因有失治。有不及期而死者；亦有治之太晚，服药不及而死者；或妄用峻剂，攻补失序而死者；或遇医家见解不到，心疑胆怯，以急病用缓药，虽不即受其害，然迁延而致死，比比皆是。所感之轻者，尚获侥幸；感之重者，更加失治，枉死不可胜记。嗟乎！守古法不合今病，以今病简①古书，原无明论，是以投剂不效。医者彷徨无措，病者日近危笃，病愈急，投药②愈乱。不死于病，乃死于医，不死于医，乃死于圣经之遗亡也。吁！千载以来，何生民不幸如此。余虽固陋，静心穷理，格其所感之气、所入之门、所受之处，及其传变之体，并平日所用历验方法，详述于下，以俟高明者正之。

时崇祯壬午仲秋　姑苏洞庭吴有性书于淡淡斋

---

① 简：查检。
② 药：原作"医"，据《醒医六书》改。

《治疫全书》序一 ①

　　自张长沙《杂病论》六卷劫火沦亡，而瘟疫之治杳无成法。后贤著书，非无讲论，究其立方定治，浑照伤寒，而疫症中之感受传症治疗，并无一人特出手眼，阐发精详，以示后人绳准 ②。古今阙典，莫此为大。吾宗兄圣臣先生，治经余暇，喜习黄岐《灵》《素》诸书，曩予乞假里居，相过从，每资扣击 ③，谭辩娓娓，具见本原。今得读其所辑《治疫全书》，则以吴君又可《醒医六书》专治瘟疫者标其准，复以同邑嘉言喻徵君之《尚论》综其全，论释辑方，详明简当，付之剞劂 ④，近布远传，是吾兄阐扬论讨之功于是伟矣。抑予闻而迩来乡党间无远近，男女老幼诸疾祈方就诊，经吾兄之诊而治，治而愈者难更仆数。而吾兄以七十倦勤之年，切定倾扶危 ⑤ 之念，并不受人财物，遇贫窘者且资以药饵，勤勤恳恳，乐此不疲，使各得霍然无恙以去，则吾兄汲汲 ⑥ 济人之心不徒于是书见之矣，而是书之足以更生乎疫病，与津筏 ⑦ 乎治疫者，又将曷穷也耶？

时乾隆屠维赤奋若壮月朔日

---

　　① 《治疫全书》序一：底本无此篇序言，据大成本增补。《中国医学大成续集》原书无此标题，此系校点者所加。序言撰者身份不详，待考。

　　② 绳准：准绳。

　　③ 扣击：问难。

　　④ 剞劂：刻印。

　　⑤ 定倾扶危：本谓挽救国家于危难之时，此处指治病救人。

　　⑥ 汲汲：心情急切貌。

　　⑦ 津筏：本谓渡河之木筏，后喻引导人们达到目的之门径。

《治疫全书》序二^①

　　治常症易，治危症难。治缓症易，治急症难。瘟疫之症，危而急者也。医无卓识，药稍差池^②，与死为邻，百难逃一。具区吴君又可，独于是症溯源穷委，及变候传染，一切方药，详晰精明，几于膈^③垣可见者，所著《醒医六书》是矣。姻兄圣臣熊先生，力学多才，博精医理，尝得是书于制府年公处，珍逾珙璧，研精而详辨之，且云：获效有年，难忘所自。因加论释，兼采同邑喻嘉言徵君《尚论》春温之症及散见于各书可资参考者，又附之以朋从往来问难之说，厘为六卷，锓版以传。独是吴君著是书于崇正^④末季，今才百三十年之久，数百里而遥，如吾江右医生家，不惟未见其书，亦且不识吴君姓氏。而姻兄顾能论释授梓，以大其传，则姻兄表彰先哲之功为甚巨，而惠医家以治疫之缦筏者更无涯矣。余虽门外人，固亦乐得鼓舞而请观厥成也。

时乾隆屠维赤奋若中秋上浣　年家姻教弟心斋夏朝绅拜序

---

　　① 《治疫全书》序二：底本无此篇序言，据大成本增补。《中国医学大成续集》题为"治疫全书序"，置于《醒医六书》瘟疫论原引之后。

　　② 差池：犹差错。

　　③ 膈：通"隔"。

　　④ 崇正：应为"崇祯"。

凡例八条

是编因瘟疫一症自古无真传，历代明贤间有论及之者，俱不得其肯要。医家遇此，但照伤寒方法，祸人甚众，是以亟为编镌，拭目望其远传。

是编温证、瘟疫，虽非两门，然受病各殊，见症不一，表里各异，传变不同，不得不彼此分疏，逐层剔出，以示后人绳准。

吴论专主胃家，长于用下。喻论温经为主，戒用下剂。然细较之，果其冬不藏精之正温，原当禁下，间亦有不得不下之时。若夫瘟疫为病，一团邪气结滞壅塞，非下不愈。每见天行时疫，多赖下夺，始建回生起死之功。医者必先认清二家所论之病，察明二家所论之症，查明二家所用之法，详慎其治，始无错失。

温、瘟二字，字义各殊，音切则一。读者因温与瘟一其音，遂混温与瘟而同其治，毫厘千里，误人甚众。兹于吴氏卷中取用瘟字，喻氏卷中取用温字，庶览者触目憭然，免有适燕指南之虑。

是编辨症甚明，论治最晰，明通之士不费沉思，业医之人一查便晓。若果各挟一册，贮之案头，悬之肘后，或穷愁困苦，绝无请诊之资，虽边远遐荒，无有良医之地，偶有一病，对病检方，按方用药，依其所患之症，疗之起死回生。既足以表吾人利济之深仁，亦足以广天地好生之大德。

吴论著自崇祯壬午经巡抚广东部院年于藏书中检获抄本，授梓刊布，及进京路由江省，予因就诊，始获此书。则先生此书尚未大行远行，无论僻壤穷乡，目所未见，即通都大邑，亦耳所未闻可知也。念予年逾七十，历览颇多，独此辨症审经、处方用药实为奇创，且试经屡验，不忍秘而不传，渐至湮没。故特重加编辑，参之喻论，譬如日月合明，容光毕照。惟望存心救世者，或则再抒妙论，或则刊布远传，庶不负予此番苦心而民生庆幸矣。

是编分为五卷①。第一、二、三卷将吴氏《醒医六书》逐条标出者，因瘟疫一症为最危最险之病，从前诸家俱不过约略论及，并无一人抉出其病之真正根源、切要治法，致后人一遇此症无从措手。兹照原本一一编出，稍为论释，以示后学章程。第四卷摘录喻氏各条。因吴氏卷中专论天行时疫，其于《内经》冬伤于寒、冬不藏精春必温病之旨未及阐明。但迩来冬不藏精之人恒多，患疫辄兼中寒者有之，是以择其议论透辟，关照《内经》正旨者量为录出，以补吴氏未逮。第五卷纂集疫门脉症方治，俱系散见各种医书之大法。窃恐迫不及待之际，难以遍加搜查，绝无妙诀奇方，势必坐视其死而莫之救，故特分类登注，以便后学取裁。第六卷备述亲友问答者，因伤寒、瘟疫症各不同，认病处方最宜分别，并或触暴寒而又兼疫气，或既染疫气而复感暴寒，反复无常，淹缠不已。与夫风温、湿温等名目种种不同，杂气为病，各各不一，及疫症递相传染缘由，预防谨避要法。凡二氏卷中所未及者，今悉于客难、参按中一一指明，以广后人识见。

---

① 五卷：原书如此，保留原貌。第六卷系《治疫全书》辑成之后与亲友问答，成文稍晚。

目 录

卷一　治疫全书一《醒医六书》

新建邑庠熊立品圣臣甫　编辑

同里姻侄夏廷仪煦园　参校

孙承统绍庭　校字

原　病

吴又可曰：病疫之由，昔以为非其时有其气，春应温而反大寒，夏应热而反大凉，秋应凉而反大热，冬应寒而反大温，得非时之气，长幼之病相似以为疫。余论则不然。夫寒热温凉，乃四时之常，因风雨阴晴，稍为损益，假令秋热必多晴，春寒因多雨，较之亦天地之常事，未必多疫也。伤寒与中暑，感天地之常气。疫者，感天地之厉气，在岁有多寡，在方隅有厚薄，在四时有盛衰。此气之来，无论老少强弱，触之者即病。邪自口鼻而入，所客内不在脏腑，外不在经络，舍于伏脊①之内，去表不远，附近于胃，乃表里之分界，是为半表半里，即《针经》所谓横连膜原②是也。胃为十二经之海，十二经皆都会于胃，故胃气能敷布于十二经中而荣养百骸。毫发之间，弥所不贯。凡邪在经为表，在胃为里，今邪在膜原者，正当经胃交关之所，故为半表半里。其热淫之气浮越于某经，即能显某经之证。如浮越于太阳，则有头项痛、腰痛如折；如浮越于阳明，则有目痛、眉棱骨痛、鼻干；如浮越于少阳，则有胁痛、耳聋、

---

① 伏脊：又称"伏膂""夹脊"，指脊梁两旁的部位。

② 横连膜原：语出《素问·疟论》："邪气内薄于五脏，横连膜原。"

寒热、呕而口苦。大概观之，邪越太阳居多，阳明次之，少阳又其次也。邪之所着，有天授，有传染，所感虽殊，其病则一。凡人口鼻之气，通乎天气，本气充满，邪不易入，本气适逢亏欠，呼吸之气亦自不及，外邪因而乘之。昔有三人，冒雾早行，空腹者死，饮酒者病，饱食者不病。疫邪所着，又何异耶？若其年气之来厉，不论强弱，触之即病，则又不拘于此矣。其感之深者，中而即发；感之浅者，邪不胜正，未能顿发。或遇饥饱劳碌，忧思气怒，正气被伤，邪气张溢，荣卫运行之机乃为之阻，吾身之阳气因而屈曲，故为病热。其始也，格阳于内，不及于表，故先凛凛恶寒，甚则四肢厥逆。阳气渐积，郁极而通，故厥回而中外皆热。至是但热而不恶寒者，因其阳气之周也。此际或有汗，或反无汗者，在乎邪结之轻重也。即使有汗，乃肌表之汗。若外感在经之邪，一汗而解。今疫邪在半表半里，表虽有汗，徒损真气，邪气深伏，何能得解？必俟其伏邪已溃，表气潜行于内，乃作大战，积气自内由膜原以达表。振战止而后热，此时表里相通，故大汗淋漓，衣被湿透，邪从汗解，此名战汗。当即脉静身凉，神清气爽，霍然而愈。然有自汗而解者，但出表为顺，即不药亦自愈也。伏邪未溃，所有之汗，止得卫气暂通，热虽暂减，逾时复热。午后潮热者，至是郁甚，阳气与时消息也。自后加热①而不恶寒者，阳气之积也。其恶寒或微或甚，因其人之阳气盛衰也。其发热或短或长，或昼夜纯热，或黎明稍减，因其感邪之轻重也。

疫邪与疟仿佛，但疟不传胃，惟疫乃传胃。始则皆先凛凛恶寒，既而发热，又非若伤寒发热而兼恶寒也。至于伏邪已溃，

---

① 加热：底本漫漶不清，据大成本补。

方有变证。其变或从外解，或从内陷。从外解者顺，从内陷者逆。更有表里先后不同：有先表而后里者，有先里而后表者，有但表而不里者，有但里而不表者，有表里偏胜者，有表里分传者，有表而再表者，有里而再里者。从外解者，或发斑，或战汗、狂汗、自汗、盗汗；从内陷者，胸膈痞闷，心下胀满，或腹中痛，或燥结便秘，或热结旁流，或协热下痢，或呕吐、恶心、谵语、舌黄、舌黑、苔刺等证。因证而知变，因变而知治。此言其大略，详见脉证治法诸条。

瘟疫初起

瘟疫初起，先憎寒而后发热，日后但热而无憎寒也。初得之二三日，其脉不浮不沉而数，昼夜发热，日晡益甚，头疼身痛。其时邪在伏脊之前，肠胃之后，虽有头疼身痛，此邪热浮越于经，不可认为伤寒表证，辄用麻黄、桂枝之类强发其汗。此邪不在经，汗之徒伤表气，热亦不减。又不可下，此邪不在里，下之徒伤胃气，其渴愈甚。宜**达原饮**。

　　槟榔二钱　厚朴一钱　草果仁五分　知母一钱　芍药一钱　黄芩一钱　甘草五分

　　上用水一钟，煎八分，午后温服。

　　按：槟榔能消能磨，除伏邪，为疏利之药，又除岭南瘴气。厚朴破戾气所结。草果辛烈气雄，除伏邪盘错①。三味协力，直达其巢穴，使邪气溃败，速离膜原，是以为达原也。热伤津液，加知母以滋阴。热伤荣气，加白芍以和血。黄芩清燥热之余。甘草为和中之用。以后四味，不过调和之剂，

---

　　①　盘错：盘踞。

如渴与饮，非拔病之药也。

凡疫邪游溢诸经，当随经引用，以助升泄。如胁痛、耳聋、寒热、呕而口苦，此邪热溢于少阳经也，本方加柴胡一钱。

如腰背项痛，此邪热溢于太阳经也，本方加羌活一钱。

如目痛、眉棱骨痛、眼眶痛、鼻干、不眠，此邪热溢于阳明经也，本方加干葛一钱。

证有迟速轻重不等，药有多寡缓急之分，务在临时斟酌，所定分两，大略而已，不可执滞。间有感之轻者，舌上白苔亦薄，热亦不甚，而无数脉。其不传里者，一二剂自解。稍重者，必从汗解。如不能汗，乃邪气盘错于膜原，内外隔绝，表气不能通于内，里气不能达于外，不可强汗。病家见加发散之药，便欲求汗，误用衣被壅罩，或将汤火熨蒸，甚非法也。然表里隔绝，此时无游溢之邪在经，三阳加法不必用，宜照本方可也。感之重者，舌上苔如积粉，满布无隙，服汤后，不从汗解而从内陷者，舌根先黄，渐至中央，邪渐入胃，此三消饮证。若脉长洪而数，大汗多渴，此邪气适离膜原，欲表未表，此白虎汤证。如舌上纯黄色，兼见里证，为邪已入胃，此又承气汤证也。有两三日即溃而离膜原者，有半月十数日不传者，有初得之四五日淹淹摄摄[①]，五六日后陡然势张者。凡元气胜者，毒易传化，元气薄者，邪不易化，即不易传。设遇他病久亏，适又微疫，能感不能化，安望其传？不传则邪不去，邪不去而病不瘳，延缠日

---

① 淹淹摄摄：淹淹，气力微弱。摄摄，收敛不显。淹淹摄摄，指病势轻微，病情隐蔽不显。

久，愈沉愈伏，多致不起。时师误认怯证，日进参、芪，愈壅愈固，不死不休也。

品按：瘟疫初起，其症每似伤寒，盖伤寒恶寒发热，头疼身痛，瘟疫亦憎寒发热，头疼身痛。然伤寒邪从皮毛而入，由皮毛而渐入肌肉、脏腑，脉或浮紧浮缓，一二日间未曾入里，口中不渴，舌上无苔，尚知食味，通身翕翕发热，昼夜如常。若夫瘟疫，感天地厉气，此气之来，无论老少强弱，触之者即病，邪自口鼻而入，并不由皮毛肌肉。初则舍于伏脊之前，膜原之间，乃表里交界，稍遇感触，自内由中达外。初觉凛凛憎寒，蒸蒸发热，日后但热而不恶寒，日晡益甚，其脉不浮不沉而数，甚或头疼如劈，身痛若鞭，面红眼赤，咽干口渴，舌苔芒刺，人事恹恹，胸胁苦满，烦躁不宁。更有一种，初起之时，一阵憎寒，一阵作热，时而寒热并作，谵妄如狂，不阴不阳，似疟非疟，饮食不思，语言不爽，头疼身痛，气喷如火，心中郁闷，体倦神疲，但觉愦愦。无奈医家无从捉摸，总不识其症为何症。凡斯二者，皆是瘟疫之情状，即今世俗称为天行时疫，延门合境，共相传染者也。

品再按：疫邪虽从内发，必由肌肉透达，故每浮越于太阳、阳明、少阳三经。凡遇此症，每于头疼身热、腰背项痛、凛凛憎寒发热时，即用达原饮加入羌活。如兼阳明症，即加干葛；兼少阳症，即加柴胡。大剂与服，提引疫邪，速从三阳出于肌表，轻者一二剂可愈。服药后，或欲转为疟疾，随与分清阴阳，按疟法治之。总不可稍事迁延，使其舌苔黄黑，而听疫邪陷胃也。所以然者，疟不传胃，惟疫乃传胃。若舌苔一见黄色，邪已入胃，必俟下而后愈。但得转成疟疾，作止有时，或间日一发，或每日一发，前此所染之气因大热蒸蒸而尽升泄于肌表，所触之邪因狂汗濈濈①而渐透出于膜原，即或不药亦自愈矣。故凡治瘟疫，务先着意于疫邪浮越各经之时，及早透从外出，切切不可错过此一个机会！此法屡试屡验，兹特表而出之。

传变不常

疫邪为病，有从战汗而解者；有从自汗、盗汗、狂汗而解者；有无汗竟传入胃者；有自汗淋漓，热渴反甚，终得战汗方解者；有胃气壅郁，必因下乃得战汗而解者；有表以汗解，里有余邪，不因他故，越三五日而前证复发者；有发黄因下而愈者；有发黄因下而斑出者；有竟从发斑而愈者；有里证急，虽有斑，非下不愈者。此则传变不常，亦为常变也。有局外之变者，男子适逢淫欲，或向来下元空虚，邪热乘虚，陷于下焦，气道不施，以致小便闭塞，小腹胀满，每至夜即发热。与导赤散②、五苓③、五皮④之类，分毫不效。得大承气一服，小便如注而愈者。或里有他病，一隅之亏，邪乘宿昔所损而传者，如失血崩带、经水适来适断、心痛、疝气、痰火喘急。凡此皆非常变，大抵邪行如水，惟注者受之，传变不常，皆因人而使。盖

---

① 濈濈：汗出连绵不断貌。

② 导赤散：《小儿药证直诀》方，由生地黄、甘草、木通、竹叶组成。

③ 五苓：即五苓散，《伤寒论》方，由桂枝、白术、泽泻、猪苓、茯苓组成。

④ 五皮：即五皮饮，《三因极一病证方论》，由炙大腹皮、炙桑白皮、茯苓皮、生姜皮、生姜皮组成。

因疫而发旧病，治法：无论某病某病，但治其疫，而旧病自愈。

品按：疫邪着人，先虽伏匿，及其传变，种种不一。疗此症者，务先辨症明确，并审定其人平日所有旧病，然后详慎用药，庶无大误。

急证急攻

瘟疫发热一二日，舌上白苔如积粉，早服达原饮一剂，午前舌变黄色，随现胸膈满痛、大渴烦躁。此伏邪即溃，邪毒传胃也。前方加大黄下之，烦渴少减，热去六七，午后复加烦躁发热，通舌变黑生刺，鼻如烟煤。此邪毒最重，复瘀到胃，急投大承气汤。傍晚大下，至夜半热退，次早鼻黑苔刺如失。此一日之间而有三变，数日之法一日行之，因其毒甚，传变亦速，用药不得不紧。设此证不服药，或投缓剂，羁迟二三日必死。设不死，服药亦无及矣。尝见瘟疫二三日即毙者，乃其类也。

品按：症来急速，譬若贼寇凶勇而来势莫敢当，若非斩关夺门之将乘势剿除，城池必难保守。今一日三变，数日之法可不一日行之乎？遇此等证，万万不可羁迟，而并用缓剂。

表里分传

瘟疫舌上白苔者，邪在膜原也。舌根渐黄至中央，乃邪渐入胃。设有三阳现证，用达原饮三阳加法。因有里证，复加大黄，名三消饮。三消者，消内、消外、消不内不外也。此治疫之全剂，惟毒邪表里分传，膜原尚有余结者宜之。

三消饮

槟榔　草果　厚朴　白芍　甘草　知母　黄芩　大黄　葛根　羌活　柴胡

姜、枣煎服。

品按： 疫邪分传于表，则有头疼身热、脊强胁痛、耳聋口苦、眉棱眼眶皆痛、鼻干不眠、舌上白苔之症，即宜于达原饮内加羌活、柴胡、干葛，使邪从表而出。若疫邪分传于里，即有咽干口燥、胸膈痞满、面红眼赤、渴欲饮冷、舌根黄黑、大便秘结、小水浓黄，即宜于达原饮内加入大黄，使邪从下解。凡用三消饮，务必辨明疫邪传表传里、孰少孰多，然后施治，不可造次。

热邪散漫

瘟疫，脉长洪而数，大渴复大汗，通身发热，宜白虎汤。

白虎汤

石膏一两　知母五钱　甘草一钱　炒米一撮

加姜煎服。

按： 白虎汤，辛凉发散之剂，清肃肌表气分药也。盖毒邪已溃，中结渐开，邪气方离膜原，尚未出表，然内外之气已通，故多汗，脉长洪而数。白虎辛凉解散，服之，或战汗或自汗而解。若瘟疫初起，脉虽数，未至洪大，其时邪气盘错于膜原，宜达原饮。误用白虎，既无破结之能，但求溃热，是犹扬汤止沸耳。若邪已入胃，非承气不愈，误用白虎，既无逐邪之能，徒以刚悍而伐胃气，反抑邪毒，致脉不行，因而细小。又认阳证得阴脉，妄言不治，医见脉微欲绝，益不敢议下，日惟杂进寒凉，以为稳当，愈投愈危，至死无悔。当此急投承气，缓缓下之，六脉自复。

品按： 伤寒定例，白虎汤系治阳明经。汗后，脉洪大，而渴欲饮冷，身热，有汗不解，或发红斑，方宜服之。若身热无汗，脉浮，表尚未解，或阴气盛，虽渴，不可用白虎汤，必里有实热，大渴大汗者方可用。今疫邪入胃，里有实热，阴气不盛可知。若果口渴多汗，脉长洪而数，得此辛凉，必从战汗、自汗而解矣。然有一等，已汗、已下后而自汗，虚热不除者，必须审明，当加入人参，方才取效如神。

内壅不汗

疫邪发于半表半里，一定之局也。至于传变，或出表，或入里，或表里分传。医见有表复有里，乃引经论，先解其表，乃攻其里，此大谬也。尝见大剂麻黄连进，一毫无汗，转见烦躁者，何耶？盖发汗之理，自内由中以达表，今里气结滞，阳气不能敷布于外，即四肢未免厥逆，又安能气液蒸蒸以达表？譬如缚足之鸟，反欲飞升，其可得乎？盖鸟之将飞，其身必伏，先纵足而后扬翅，方得升举，此与战汗之义同。又如水注，闭其后窍，则前窍不能涓滴，与发汗之义同。凡见表里分传之证，务宜承气，先通其里，里气一通，不待发散，多有自能汗解。

品按：上条云邪发于半表半里者，此以邪气平分而言。盖疫邪从口鼻而入，舍于伏脊之前，膜原之间，附近于胃，去表不远，乃经与胃交界。及遇感触邪，即从此交界之处发泄。或是浮溢于太阳、阳明、少阳三经，半出于表矣而现表症，乃谓之半表。如邪气传入胃腑，半入于里矣而现里症，乃谓之半里。所以然者，蓄积之邪，滞结壅塞，虽麻黄不能取汗，而惟承气先通其里，里气一通，则阳气敷布，不待发散，而自然气液蒸蒸矣。

下后脉浮

里证下后，脉浮而微数，身微热，神气或不爽，此邪热浮于肌表，里无壅滞也。虽无汗，宜白虎汤，邪从汗解。

若大下后，或数下后，脉空浮而数，按之豁然如无，宜白虎汤加人参，覆杯则汗解。

下后，脉浮而数，原当汗解，迁延五六日，脉证不改，仍不得汗者，以其人或自利经久，或素有他病先亏，或本病日久下迟，或反复数下，以致周身血液枯涸，或不得汗。白虎辛凉，除肌表散漫之热邪，加人参以助周身之血液，于是经络润泽，元气鼓舞，腠理开发，故得汗解。

下后脉复沉

里证，脉沉而数，下后脉浮者，当得汗解。今不得汗，后二三日脉复沉者，膜原余邪复瘀到胃也，宜更下之。更下后，脉更浮者，仍当汗解，宜白虎汤。

邪气复聚

里证，下后脉不浮，烦渴减，身热退，越四五日复发热者，此非关饮食劳复，乃膜原尚有余邪隐匿，因而复发。宜再下之即愈，但当少与，慎勿过剂，以邪气微也。

下后身反热

应下之证，下后当脉静身凉。今反发热者，此内结开，正气通，郁阳暴伸也。即如炉中伏火拨开，虽焰不久自息[1]，此与

---

[1] 息：通"熄"。

"下后脉反数"义同。

若瘟疫将发，原当日渐加热，胃本无邪，误用承气，更加发热，实非承气使然，乃邪气方张，分内之热也。但嫌下早之误，徒伤胃气耳。日后传胃，再当下之。又有药烦者，与此悬绝，详载本条。

下后脉反数

应下失下，口燥舌干而渴，身反热减，四肢时厥，欲得近火壅被，此阳气伏也。既下厥回，去炉减被，脉大而加数，舌上生津，不思水饮，此里邪去，郁阳暴伸也。宜柴胡清燥汤，去花粉、知母，加葛根，随其性而升泄之。此证类近白虎，但热渴既除，又非白虎所宜也。

因证数攻

瘟疫下后二三日，或一二日，舌上复生苔刺，邪未尽也。再下之，苔刺虽未去，已无锋芒而软，然热渴未除，更下之，热渴减，苔刺脱，日夜更复热，又生苔刺，更宜下之。曾有患疫月余，苔刺凡三换，计服大黄二十两，始得热不复作，其余脉证方退。所以凡下不以数计，有是证则投是药。医家见理不透，经历未到，中道生疑，往往遇此证，反致担搁。但其中有间日一下者，有应连下三四日者，有应连下二日间一日者，其间宽缓之施，有应用柴胡清燥汤者，有应用犀角地黄汤者。至投承气，某日应多与，某日应少与，如其不能得法，亦足以误事。此非可以言传，贵乎临时斟酌。

病愈结存

瘟疫下后，脉证俱平，腹中有块，按之则痛，自觉有所阻而微闷。其或有升降之气往来不利，常作蛙声，此邪气已尽，其宿结尚未除也。此不可攻，攻之徒损元气，气虚益不能传送，终无补于治结。须饮食渐进，胃气稍复，津液流通，自能润下也。尝遇病愈后食粥累月，结块方下，坚黑如石。

下　膈①

瘟疫愈后，脉证俱平，大便二三旬不行，时时作呕，饮食不进，虽少与汤水，呕吐愈加，此为下膈。盖下既不通，必返于上，设与牛黄、狗宝及藿香、丁香、二陈之类，误也。宜调胃承气②热服，顷得宿结及溏粪黏胶恶物，臭不可当者，呕吐立止。所谓欲求南风，须开北牖是也。呕止，慎勿骤补，少与参、芪，下焦复闭，呕吐仍作也。

注意逐邪勿拘结粪

瘟疫可下者，约三十余证，不必悉具，但见舌黄、心腹痞满，便于达原饮加大黄下之。设邪在膜原者，已有行动之机，欲离未离之际，得大黄促之而下，实为开门祛贼之法。即使未愈，邪亦不能久羁。二三日后，余邪入胃，仍用小承气彻其余毒。大凡客邪，贵乎早治，乘人气血未乱，肌肉未消，津液未耗，病人不至危殆，投剂不至掣肘，愈后亦易平复。欲为万全

---

① 下膈：原作"下隔"，据目录改之。

② 调胃承气：即调胃承气汤，原方出自东汉张仲景《伤寒论·辨太阳病脉证并治上第五》。

之策者，不过知邪之所在，早拔去病根为要耳。但要谅人虚实，度邪之轻重，察病之缓急，揣邪气离膜原之多寡，然后药不空投，投药无太过不及之弊。是以仲景自大柴胡以下，立三承气①，多与少与，自有轻重之殊，勿拘于下不厌迟之说。

假令滞下②，本无结粪，初起质实频数窘急者，宜芍药汤加大黄下之。盖邪气客于下焦，气血壅滞，泣而为积。若去积以为治，已成之积方去，未成之积复生，故用大黄逐去其邪，是乃断其生积之源，荣卫流通，其积不治而自愈矣。更有虚痢，又非此论。

或问：脉证相同，其粪有结有不结，何也？曰：原其人病至，大便当即不行，续得蕴热，益难得出，蒸而为结也。一者，其人平素大便不实，虽胃家热甚，但蒸作极臭，状如黏胶，至死不结。应下之证，设引经论"初硬后必溏，不可攻"之句，诚为千古之弊。

大承气汤

大黄五钱　厚朴一钱　枳实一钱　芒硝③三钱

水、姜煎服。弱人减半，邪微者，各服减半。

小承气汤

大黄五钱　厚朴一钱　枳实一钱

水、姜煎服。

调胃承气汤

大黄五钱　芒硝二钱三分　甘草一钱

---

① 三承气：即大承气汤、小承气汤、调胃承气汤，均出自《伤寒论》。

② 滞下：即痢疾。宋代严用和《济生方》："今之所为痢疾者，古所谓滞下是也。"

③ 芒硝：底本漫漶不清，据大成本补。

水、姜煎服。

按： 三承气汤，功用仿佛。热邪传里，但上焦痞满者，宜小承气汤。中有坚结者，加芒硝，软坚而润燥。病久失下，虽无结粪，然多黏腻极臭恶物，得芒硝，助大黄有荡涤之能。设无痞满，惟有宿结而有瘀热者，调胃承气宜之。三承气功效俱在大黄，余皆治标之品也。不耐药汤者，或呕或畏，当为细末蜜丸，汤下。

品按： 伤寒阳邪入里，上中下三焦皆病。痞满燥实坚俱全者，主以大承气汤。用厚朴苦温以去痞，枳实苦寒以泄满，芒硝咸寒以润燥软坚，大黄苦寒以泄实去热。若胸无痞满，除去枳、朴，名调胃承气汤。因其不作痞满，用之恐伤上焦氤氲之元气也。若肠胃实而未坚，不用芒硝，名小承气汤。以肠胃虽实，而脐下未至结块坚硬如石，用之恐伤下焦血分之真阴，谓不伐其根也。今疫邪蓄积胃腑，火气内攻，耗气搏血，肠胃如焚，或是胸胁痞满，或是面红眼赤，或是舌刺唇焦，或是狂言谵语，或是上屋逾垣，或是撮空理线。倘非承气下夺，以存津液，以救肾水，则阳亢而阴不独存，有死无生而已矣。

品再按： 三承气汤，系除一切里证之要药。但亦有里证甚急，而外证尚有头疼身热、表证未除、不得不下者，须用大柴胡汤，通表里而缓治之。又小柴胡汤加芒硝一味，亦是转药。凡有表证略未解，及老弱并血气两虚之人，均应于此二方酌量用之。

大小柴胡汤 见五卷治疫诸方条下。

蓄 血

大小便蓄血便血，不论伤寒时疫，盖因失下，邪热久羁，无由以泄，血为热搏，留于经络，败为紫血，溢于肠胃，瘀为黑血，便色如漆。大便反易者，因结粪得血而润下，结粪虽行，真元已败，多至危殆。其有喜妄如狂者，此胃热波及于血分。血乃心之属，血中留火，延蔓心家。宜其有是证矣，仍从胃治。

蓄血兼发黄一证，胃实失下，表里壅闭，郁而为黄，热更不泄，搏血为瘀。凡热，经气不郁，不致发黄。热不干血分，不致蓄血。同受其邪，故发黄而兼蓄血，非蓄血而致发黄也。但蓄血一行，热随血泄，黄因随减。尝见发黄者，原无瘀血，有瘀血者，原不发黄。所以发黄，当咎在经郁热，若专治瘀血，误也。

胃移热于下焦气分，小便不利，热结膀胱也；移热于下焦血分，膀胱蓄血也。小腹硬满，疑其小便不利，今小便自利者，责之蓄血也。但小便不利亦有蓄血者，非必小便自利，方为蓄血。

胃实失下，至夜发热者，热留血分，更加失下，必致瘀血。初则昼夜发热，日晡益甚，既投承气，昼日热减，至夜独热者，瘀血未行也，宜桃仁承气汤。服汤后，热除为愈。或热时前后缩短，再服再短，蓄血尽而热亦尽。大势已去，亡血过多，余焰尚存者，宜犀角地黄汤调之。至夜发热，亦有瘅疟，有热入血室，皆为蓄血，并未可下，宜审。

桃仁^①承气汤

大黄　芒硝　桃仁　当归　芍药　丹皮

照常煎服。

犀角地黄汤方

地黄一两　白芍二钱　丹皮二钱　犀角二钱，镑碎

上先将地黄温水润透，铜刀切作片，石臼内捣烂，再加水调糊，绞汁听用。其滓入药同煎，药成去滓，入前汁合服。

按：伤寒，血结不行者，宜抵当汤。今瘟疫初无表证，而惟胃实，故肠胃蓄血多，膀胱蓄血少。然抵当汤行瘀逐蓄之最者，无分前后二便，并可取用。若蓄血结甚者，在桃仁^②力所不及，宜抵当汤。盖非大毒猛厉之剂，不足以抵当，故名之。然抵当证所遇亦少，存此以备万一之用。

抵当汤方

大黄五钱　虻虫二十枚，炙干，研碎　桃仁五钱，研如泥　水蛭炙干，为末，五分

照常煎服。

发　黄

疫邪传里，遗热下焦，小便不利，邪无输泄，经气郁滞，其传为疸，身目如金者，宜茵陈汤。

茵陈二钱　山栀一钱　大黄五钱

水、姜煎服。

按：茵陈为治疸退黄之专药。今以病症较之，黄因小便

---

① 仁：底本漫漶不清，据大成本补。
② 桃仁：据前后文意，应指桃仁承气汤而言。

不利，故用山栀除小肠屈曲之火，瘀热既除，小便自利，然此症胃实为本，必以大黄为专功。设去大黄而服山栀、茵陈，是忘本治标，鲜有效矣。或用茵陈五苓，不惟不能退黄，小便间亦难利。

旧论发黄，有从湿热，有从阴寒者，此在杂病有然。若夫时疫，既已传里，乃热病也。熯^①万物者，莫过于火，大热之际，燥必随之。古方有三承气证，便于三承气加茵陈、山栀，随证施治。

邪在胸膈

瘟疫，胸膈满闷，心烦喜呕，欲吐不吐，虽吐而不得大吐，腹中满，欲饮不能饮，欲食不能食，此疫邪留于胸膈，宜瓜蒂散吐之。

品按：吐法多用栀豉汤。此用瓜蒂散者，取其吐顽痰而快膈，涌^②风涎而逐水也。

瓜蒂散

甜瓜蒂一钱　赤小豆二钱，研碎　生山栀仁二钱

上用水二钟，煎一钟，后入赤小豆，煎至八九分。先服四分，一时后不吐，再服尽。吐之未尽，烦满尚存者，再煎服。如无瓜蒂，以淡豆豉二钱代用。

---

① 熯（hàn 汉）：干燥。
② 涌：底本漫漶不清，据大成本补。

一七

卷二　治疫全书二《醒医六书》

新建邑庠熊立品圣臣甫　编辑

同里姻侄夏廷仪煦园　参校

孙承统绍庭　校字

辨明伤寒时疫

或曰：子言伤寒与时疫有霄①壤之隔，今用三承气及桃仁承气、抵当、茵陈诸汤，皆《伤寒》方也，既用其方，必同其症，子何言之异也？曰：夫伤寒必有感冒之因，或单衣风露，或强力入水，或临风脱衣，或当檐出浴，当觉肌肉粟起，既而四肢拘急，恶风恶寒，然后头疼身痛，发热恶寒，脉浮而数。脉紧无汗为伤寒，脉缓有汗为伤风。若时疫初起，原无感冒之因，忽觉凛凛，以后但热而不恶寒，然亦有所触因而发者，或饥饱劳碌，或焦思气郁，皆能触动其邪，是促其发也。不因所触，无故自发者居多；促而发者，十中之一二耳。且伤寒投剂，一汗而解；时疫发散，虽汗不解。伤寒不传染于人，时疫能传染于人。伤寒之邪，自毫窍而入；时疫之邪，自口鼻入。伤寒感而即发，时疫感久②而后发。伤寒汗解在前，时疫汗解在后。伤寒投剂，可使立汗；时疫汗解，俟其内溃，汗出自然不可以期。伤寒解以发汗，时疫解以战汗。伤寒不能发斑，时疫则能发斑。伤寒感邪在经，以经传经；时疫感邪在内，内溢于经，

---

① 霄：底本漫漶不清，据大成本补。

② 久：原脱，据《醒医六书》补。

经不自传。伤寒感发甚暴，时疫多有淹缠二三日，或渐加重，或淹缠五六日，忽然加重。伤寒初起，以发表为先；时疫初起，以疏利为主。种种不同，其所同者，伤寒、时疫皆能传胃，至是同归于一，故用承气汤辈导邪而出。要之，伤寒时疫，始异而终同也。

夫伤寒之邪，自肌表一径传里，如浮云之过太虚，原无根蒂，惟其传法始终有进而无退，故下后皆能脱然而愈。若时疫之邪，始则匿于膜原，根深蒂固，发时与营卫交并，客邪经由之处，营卫未有不被其所伤者，因其伤，故名曰溃。然不溃则不能传，不传邪不能出，邪不出而疾不瘳。

时疫下后，多有未能顿解者，何耶？盖疫邪每有表里分传者，因有一半向外传，邪留于肌肉；一半向内传，邪留于胃家。邪留于胃，故里气结滞。里气结，表气因而不通，于是肌肉之邪不能即达于肌表。下后，里气一通，表气亦顺。向者郁于肌肉之邪，方能尽发于肌表，或斑或汗，然后脱然而愈。伤寒下后，无有此法。虽曰终同，及细较之，而终又有不同者。

或曰：伤寒感天地之正气，时疫感天地之戾气，气既不同，俱用承气，又何药之相同也。曰：风寒疫邪与吾身之真气，势不两立，一有所着，气壅火积。气也，火也，邪也，三者混一，与之俱化，失其本然之面目，至是均谓之邪矣。但以驱逐为功，何论邪之同异也？

假如初得伤寒为阴邪，主闭藏而无汗；伤风为阳邪，主开发而多汗。始有桂枝、麻黄之分，原其感而未化也。传至少阳，并用柴胡，传至胃家，并用承气，至是亦无复有风寒之分矣。推而广之，是知疫邪传胃，治法无异也。

发斑战汗合论

凡疫邪留于气分，解以战汗；留于血分，解以发斑。气属阳而轻清，血属阴而重浊，是以邪在气分则易疏透，邪在血分恒多胶滞，故阳主速而阴主迟。所以从战汗者，可使顿解；从发斑者，当图渐愈。

战 汗

疫邪先传表，后传里，忽得战汗，经气输泄，当即脉静身凉，烦渴顿除。三五日后，阳气渐积，不待饮食劳碌，必然反复者，盖表邪已解，里邪未去，才觉发热，下之即解。

疫邪表里分传，里气壅闭，非下不汗。下之未尽，日后复热，当复下复汗。

瘟疫下后，烦渴减，腹满去，或思食而知味，里气和也。身热未除，脉近浮，此邪气怫郁于经，表未解也，当得汗解。如未得汗，以柴胡清燥汤和之。复不得汗者，从渐解也，不可苛求其汗。

应下失下，气消血耗，既下欲作战汗，但战而不复者危。以中气亏微，但能降陷，不能升发也。次日当期复战，厥回汗出者生，厥不回，汗不出者死。以正气脱，不胜其邪也。

战而厥回，无汗者，真阳尚在，表气枯涸也，可使渐愈。凡战而不复，忽痉者必死。痉者，身如尸，牙关紧，目上视。

凡战不可扰动，但可温覆，扰动则战而中止，次日当期复战。

战汗后，复下后，越二三日反腹痛不止者，欲作滞下也。无论已见积、未见积，宜芍药汤。

芍药汤方

白芍药一钱　当归一钱　槟榔二钱　厚朴一钱　甘草七分

水、姜煎服。里急后重，加大黄三钱。红积，倍芍药。白
积，倍槟榔，煎服。

自　汗

自汗者，不因发散，自然汗出也。伏邪中溃，气通得汗，
邪欲去也。若脉长洪而数，身热大渴，宜白虎汤，得战汗方解。

里证下后，续得自汗，虽二三日不止，甚则四五日汗不止，
身微热，热甚则汗甚，热微汗亦微。此属实，乃表有留邪也。
邪尽汗止。汗不止者，宜柴胡汤以佐之，表解则汗止。设有三
阳经证，当用三阳随经加减法，与协热下利投承气同义。表里
虽殊，其理则一。若误认为表虚自汗，辄用黄芪实表及止汗之
剂则误矣。有里症，时当盛暑，多作自汗，宜下之。白虎证自
汗，详见前。若面无神色，唇口刮白，表里无阳证，喜热饮，
稍冷则畏，脉微欲绝，忽得自汗，淡而无味者，为虚脱。夜发
则昼死，昼发则夜亡，急当峻补，补不及者死。大病愈后数日，
每饮食及惊动即汗，此表里虚怯，宜人参养荣汤，倍黄芪。

盗　汗

里证下后，续得盗汗者，表有微邪也。若邪甚，竟作自汗，
伏邪中溃，则作战汗矣。凡人张目则卫气行于阳，目瞑则卫气
行于阴，行阳谓升发于表，行阴谓敛降于内。行于阴，不能卫
护其表，毫窍空疏，微邪乘间而出，邪尽而盗汗自止。设不止
者，宜柴胡汤以佐之。

时疫愈后，脉静身凉，数日后反得盗汗及自汗者，此属表虚，宜黄芪汤。

柴胡汤

柴胡_{一钱}　黄芩_{一钱}　陈皮_{一钱}　甘草_{一钱}　生姜_{一钱}　大枣_{一枚}

上方用人参、半夏。今表实，故不用人参。无呕吐，不加半夏。

黄芪汤

黄芪_{三钱}　五味子_{三分}　当归_{一钱}　白术_{一钱}　甘草_{五分}

照常煎服。如汗未止，加麻黄净根一钱五分，无有不止者，然属实者常多，属虚者常少。邪气盛为实，正气夺为虚。虚实之分，在乎有热无热，有热为实，无热为虚。若颠倒误用，未免实实虚虚之弊，临证当慎!

狂^①汗

狂汗者，伏邪中溃，欲作汗解，因其人禀赋肥盛，阳气冲击，不能顿开，故忽然坐卧不安，且狂且躁，少顷大汗淋漓，狂躁顿止，脉静身凉，霍然而愈。

发　斑

邪留血分，里气壅闭，非下不斑。斑出为毒邪外解，下后斑渐出，更不可大下。设有下证，少与承气，缓缓下之。若复大下，中气不振，斑毒内陷则危，宜托里举斑。

---

① 狂：底本漫漶不清，据大成本补。

托里举斑汤

白芍药 当归各一钱 升麻五分 白芷七分 柴胡七分 穿山甲二钱，炙黄，为粗末

水、姜煎服。下后斑渐出，复大下，斑毒复隐，反加循衣摸床，撮空理线，脉渐微者危。本方加人参一钱，补不及者死。若未下而先发斑者，设有下证，少与承气，须从缓下。

数下亡阴

下证以邪未尽，不得已而数下之。间有两目加涩，舌反枯干，津不到咽，唇口燥裂，缘其人所禀阳脏，素多火而阴亏者。今重亡津液，宜清燥养荣汤。设热渴未除，里证仍在，宜承气养荣汤。

解后宜养阴忌投参、术

夫疫乃热病也，邪气内郁，阳气不得宣布，积阳为火，阴气每为热搏。暴解之后，余焰尚存，阴血未复，大忌参、芪、白术。得之，反助其壅郁，余邪留伏，不惟目底淹缠，日后变生异证。或周身痛痹，或四肢挛急，或流火结痰，或遍身疮疡，或两腿钻痛，或劳嗽涌痰，或气毒流注，或痰核穿漏，皆骤补之为害也。万有阴枯血燥者，宜清燥养荣汤。若素多痰及少年平时肥盛者，投之恐有泥膈之弊，亦宜斟酌。大抵时疫愈后，调理之剂，投之不当，莫如静养，节饮食为第一。

清燥养荣汤

知母 天花粉 当归身 白芍 地黄汁 陈皮 甘草

柴胡养荣汤

柴胡 黄芩 陈皮 甘草 当归 白芍 生地 知母 天花粉

姜、枣煎服。里证未尽，宜承气养荣汤。

承气养荣汤

知母　当归　芍药　生地　大黄　枳实　厚朴

水、姜煎服。痰涎涌甚，胸膈不清者，宜瓜贝养荣汤。

瓜贝养荣汤

知母　花粉　贝母　瓜蒌实　橘红　白芍　当归　紫苏子

水、姜煎服。

下后间服缓剂

下后或数下，膜原尚有余结未尽，传胃，邪与胃气并，故热不能顿除，当宽缓两日，俟余邪聚胃，再下之。宜柴胡清燥汤，缓剂调理。

柴胡清燥汤

柴胡　黄芩　陈皮　甘草　花粉　知母

姜、枣煎服。

下后反痞

疫邪留于心胸，令人痞满，下之痞应去，今反痞者，虚也。以其人或因他病先亏，或因新产后气血两亏，或禀赋娇怯，因而益虚，失其健运，邪气留止，故令痞满。今愈下而痞愈甚，若更用行气破气之剂，转成坏证，宜参附养荣汤。

参附养荣汤

当归一钱　白芍一钱　生地三钱　人参一钱　附子炮，七分
干姜炒，一钱

照常煎服。果如前证，一服痞如失。倘有下证，下后脉实，痞未除者，再下之。此有虚实之分：一则有下证，下后痞即减

者为实；一则表虽微热，脉不甚数，口不渴，下后痞反甚者为虚。若潮热口渴，脉数而痞者，投之，祸不旋踵。

下后反呕

疫邪留于心胸胃口，热甚皆令呕不止。下之呕当去，今反呕者，此属胃气虚寒，少进粥饮，便欲吞酸者，宜半夏藿香汤，一服呕立止，谷食渐加。

半夏藿香汤

半夏一钱五分　真藿香一钱　干姜炒，一钱　白茯苓一钱　广陈皮一钱　白术炒，一钱　甘草五分

水、姜煎服。

有前后一证首尾两^①变者，其患疫时，心下胀满，口渴发热而呕，此应下之证也。下之，诸证减去六七，呕亦减半。再下之，胀除热退渴止，向则数日不眠，今则少寐，呕独转甚。此疫已去而诸证除，胃续寒而呕甚，与半夏藿香汤一剂，而呕即止。

补泄兼施

证本应下，耽搁失治，或为缓药羁迟，火毒壅闭，耗气搏血，精神殆尽，邪火独存，以致循衣摸床、撮空理线、筋惕肉瞤、肢体振战、目中不了了，皆缘应下失下之咎。邪热一毫未除，元神将脱，补之则邪毒愈甚，攻之则几微之气不胜其攻。攻不可，补不可，补泻不及，两无生理。不得已，勉用陶氏黄

---

① 两：原作"内"，据《醒医六书》改。

龙汤①。此证下亦死，不下亦死，与其坐以待毙，莫如含药而亡，或有回生于万一。

黄龙汤方

大黄　厚朴　枳实　芒硝　人参　地黄　当归

照常煎服。

按： 前证实为庸医耽搁，及今投剂，补泻不及。然大虚不补，虚何由以回？大实不泻，邪何由以去？勉用参、地以回虚，承气以逐实，此补泻兼施之法也。或遇此证，纯用承气，下证稍减，神思稍苏，续得肢体振战，怔忡惊悸，心内如人将捕②之③状，四肢反厥，眩晕郁冒，项背强直，并前循衣、摸床、撮空等证。此皆大虚之候，将危之证也。急用人参养荣汤。虚候少过，速可屏去。

人参养荣汤

人参　麦门冬　辽五味　地黄　当归　白芍药　知母　陈皮　甘草

照常煎服。

如人方肉食而病适来，以致停积在胃，用大、小承气连下，惟是臭水稀粪而已。于承气汤中但加人参一味，服之虽三四十日，所停之完谷及完肉于是方下。盖承气借人参之力，鼓舞胃气，宿物始动也。

---

① 陶氏黄龙汤：指陶节庵《伤寒六书》中黄龙汤，由大黄、芒硝、枳实、厚朴、人参、当归、桔梗、甘草、生姜、大枣组成。

② 捕：原作"补"，据《醒医六书》改。

③ 之：底本漫漶不清，据大成本补。

药 烦

应下失下，真气亏微，及投承气，下咽少顷，额上汗出，发根燥痒，邪火上炎，手足厥冷，甚则振战心烦，坐卧不安，如狂之状。此中气素亏，不能胜药，名为药烦。凡遇此证，急投姜汤即已，药中加生姜煎服，则无此状矣，更宜匀两次服，以防呕吐不纳，三次服亦不妨。

停 药

服承气，腹中不行，或次日方行，或半日仍吐原药。此因病久失下，中气大亏，不能运药，名为停药，乃天元几绝，大凶之兆也。宜生姜以和药性，或加人参以助胃气。又有邪实、病重、剂轻，亦令不行，当审。

虚烦似狂

时疫坐卧不安，手足不定，卧未稳则起坐，才着坐即乱走，才抽身又欲卧，无有宁刻。或循衣摸床，撮空捻指。师至才诊脉，将手缩去，六脉不甚显，尺脉不至。此平时斫丧[①]，根源亏损，因不胜其邪，元气不能主持，故烦躁不宁。固非狂证，其危有甚于狂也。法当大补，然有急下者，或下后厥回，尺脉至，烦躁少定。此因邪气少退，正气暂复，微阳少伸也。不二时，邪气复聚，前证复起，勿以前下得效，今再下之，下之速死。急宜峻补，补不及者死。此证表里无大热，下证不备者，庶几

---

① 斫（zhuó 浊）丧：斫，砍也；丧，亡也。斫丧，本谓因砍削而丧亡，此处指因沉溺酒色以致伤害身体。

可生。辟如城郭空虚，虽残寇而能直入，战不可，守不可，其危可知。

神昏谵语

应下稽迟，血竭气耗，内热、烦渴、谵语诸下证具而数下之，渴热并减，下证悉去。五六日后，谵语不止者，不可以为实。此邪气去，元神未复，宜清燥养荣汤加神砂[①]一钱。郑声谵语，态度无二，但有虚实之分，不应另立名色[②]。

夺气不语

时疫下后，气血俱虚，神思不清，惟向里床睡，似寐非寐，似寤非寤，呼之不应，此正气夺。与其服药不当，莫如静守虚回，而神思自清，语言渐朗。若攻之，脉必反数，四肢渐厥，此虚虚之祸，危在旦夕。凡见此证，表里无大热者，宜人参养荣汤补之。能食者，自然虚回，而前证自除；设不食者，正气愈夺，虚证转加，法当峻补。

老少异治

三春[③]旱草，得雨即荣；残腊枯枝，虽灌弗泽。凡年高之人，最忌剥削，设投承气，以一当十，设用参、术，十不抵一。盖老年荣卫枯涩，几微之元气，易耗而难复也。不比少年气血，

---

① 神砂：辰砂。
② 名色：名目。
③ 三春：指春季。旧称阴历正月为孟春、二月为仲春、三月为季春，合称"三春"。

生机甚捷，其势浡然①，但得邪气一除，正气随复。所以②老年慎泻，少年慎补，何况误用耶？万有年高禀厚，年少赋薄者，又当从权，勿以常论。

妄投破气药论

瘟疫心下胀满，邪在里也。若纯用青皮、枳实、槟榔诸香燥破气之品，冀其宽胀，此大谬也。不知内壅气闭，原有主客之分。假令根于七情郁怒，肝气上升，饮食过度，胃气填实，本无外来邪毒客气相干，止不过自身之气壅滞，投木香、砂仁、豆蔻、枳壳之类，上升者即降，气闭者即通，无不立效。今疫毒之气传于胸胃，以致升降之不利，因而胀满，实为客邪累及本气，但得客气一除，本气自然升降，胀满立消。若专用破气之剂，但能破正气，毒邪何自而泄，胀满何由而消？治法，非用小承气弗愈。既而肠胃燥结，下既不通，中气郁滞，上焦之气不能下降，因而充积，即膜原或有未尽之邪亦无前进之路，于是表里上中下三焦皆阻，故为③痞满燥实之证。得大承气一行，所谓一窍通诸窍皆通，大关④通而百关尽通也。向则郁于肠胃之邪由此而下，肠胃既舒，在膜原设有所传不尽之余邪，方能到胃，乘势而下也。辟若河道阻塞，前舟既行，余舟连尾而下矣。

妄投补剂论

有邪不除，淹缠日久，必至尪羸，庸医望之，辄用补剂，

① 浡然：旺盛强壮貌。
② 以：底本漫漶不清，据大成本补。
③ 为：原作"无"，据《瘟疫论》改。
④ 大关：肠道。

殊不知无邪不病，邪去而正气得通，何患乎虚之不复也？今投补剂，邪气益固，正气日郁，转郁转热，转热转瘦，转瘦转补，转补转郁，循环不已，乃至骨立而毙，犹言服参几许，补之不及，天数也。病家止误一人，医者终身不悟，不知杀人无算。

妄投寒凉药论

疫邪结于膜原，与卫气并，因而昼夜发热，五更稍减，日晡益甚，此与瘅疟相类。瘅疟热短，过时如失，明日至期复热。今瘟疫热长，十二时中首尾相接，寅卯之间乃其热之首尾也。即二时余焰不清，似乎日夜发热耳。其始也，邪结膜原，气并为热，胃本无病，误用寒凉，妄伐生气，此一误矣。及邪传胃，烦渴口燥，舌干苔刺，气喷如火，心腹痞满，午后潮热，此应下之证。若用大剂芩、连、栀、柏，专务清热，竟不知热不自成其热，皆由邪在胃家，阻碍正气，郁而不通，火亦留止，积火成热。但知火与热，不知因邪而为火热。智者必投承气，逐去其邪，气行火泄，而热自已。若概用寒凉，何异扬汤止沸？每见今医好用黄连解毒汤、黄连泻心汤，盖不知黄连苦而性滞、寒而气燥，与大黄均为寒药，大黄走而不守，黄连守而不走，一燥一润，一通一塞，相去甚远。且疫邪首尾以通行为治，若用黄连，反招闭塞之害，邪毒何由以泄，病根何由以拔？既不知病原，乌能以愈疾耶？

大　便

结热旁流，协热下利，大便秘结，大肠胶闭，总之邪在里。其证不同者，在乎通塞之间耳。

其或热结旁流者，以胃家实，内热壅闭，先大便秘结，续得下痢纯臭水，全然无粪，日三四度，或十数度，宜大承气汤，得结粪而利立止。服汤不得结粪，仍下痢纯臭水并所进汤药，因大肠邪胜，失其传送之职，知邪犹在也，病必不减，宜更下之。此症必其人恶热不恶寒，舌苔干燥，胃上以手按之则痛，方可议下。不然，当作别论。

其或协热下利者，其人大便素不调，邪气忽乘于胃，便作烦渴，一如平时泄泻稀粪而色不败，甚则色但焦黄而已。此火邪传里，不能稽留于胃，至午后潮热，便作泄泻。子后热退，泄泻亦减。次日不作潮热，利亦止，为病愈。潮热未除，利不止者，宜小承气汤以撤其余邪，而利自止。

利止二三日后，午后忽加烦渴，潮热下泄，仍如前证。此伏邪未尽，复传到胃也。治法同前。

其或大便秘结者，疫邪传里，内热壅郁，宿粪不行，蒸而为结，渐至黑硬。下之，结粪一行，瘀热自除，诸证悉去。

其或大肠胶闭者，其人平素大便不实，设遇疫邪传里，但蒸作极臭，状如黏胶，至死不结，但愈蒸愈闭，以致胃气不能下行，疫毒无路而出，不下即死。但得黏胶一去，下证自除，霍然而愈。此症虽苔干口臭，喷热如火，其腹必软而不满，按之不实，故知非燥结而为胶滞也。

其或瘟疫愈后三五日，或数日，反腹痛里急者，非前病原也。此下焦别有伏邪所发，欲作滞下也。发于气分则为白积；发于血分则为红积；气血俱病，红白相兼。邪尽利止，未止者，宜芍药汤。方见前。

其或愈后大便数日不行，别无他证，此是三阴不足，以致大肠虚燥，此不可攻，饮食渐加，津液流通，自能润下也。觉谷道夯闷，宜作蜜箭导^①，甚则宜六成汤。

病愈后，脉迟细而弱，每至黎明，或夜半后，便作泄泻，此命门真阳不足，宜七成汤。亦有杂证属实者，宜大黄丸，下之立愈。

六成汤方

当归—钱五分　白芍药—钱　地黄五钱　天门冬—钱　肉苁蓉三钱　麦门冬—钱

照常煎服。日后更燥者，宜六味丸，少减泽泻。

七成汤方

破故纸炒香，捶碎，三钱　熟附子—钱　辽五味八分　白茯苓一钱　人参—钱　甘草炙，五分

照常煎服。愈后更发者，宜八味丸，倍加附子。

小　便

热到膀胱，小便赤色。邪到膀胱，干于气分，小便胶涩；干于血分，溺血蓄血。留邪欲出，小便急数。膀胱不约，小便自遗。膀胱热结，小便闭塞。

假如热到膀胱者，其邪在胃，胃热灼于下焦，在膀胱但有热而无邪，惟令小便赤色而已，其治在胃。

假如邪到膀胱者，乃疫邪分布下焦，膀胱实有之邪，不止于热也。从胃来者，治在胃，兼治膀胱。若纯治膀胱，胃气乘热涌^②入膀胱，非其治也。若肠胃无邪，独小便急数，或白膏如马遗^③，其治在膀胱，宜猪苓汤。

---

① 蜜箭导：实为蜜煎导。

② 涌：原作"拥"，据文义改。

③ 马遗：即马尿。

猪苓汤方　邪干气分者宜之。

猪苓一钱　泽泻一钱　滑石五分　甘草八分　木通一钱　车前二钱

灯心煎服。

桃仁汤方　邪干血分者宜之。

桃仁三钱，研如泥　丹皮一钱　当归一钱　赤芍一钱　阿胶二钱　滑石五钱

照常煎服。小腹痛，按之硬痛，小便自调，有蓄血也。加大黄三钱，甚则抵当汤。药分三等，随其病之轻重而施治。

前后虚实

病有先虚后实者，宜先补而后泻；有先实后虚者，宜先泻而后补。

假令先虚后实者，或因他病先亏，或因年高血弱，或因先有劳倦之极，或因新产亡血过多，或旧有吐血崩漏之证。时疫将发，即触动旧疾，或吐血，或崩漏，以致亡血过多，然后疫气渐渐加重，以①上并宜先补而后泻。

假令先实而后虚者，疫邪应下失下，血液为热搏尽，原邪尚在，宜急下之。邪过六七，急宜补之。虚回五六，慎勿再补。多服，则前邪复起。

脉厥

瘟疫得里证，神色不败，言动自如，别无怪证，忽然六脉如丝，微细而软，甚至于无，或两手俱无，或一手先伏。察其

---

①　以：原作"已"，据文义改。

人不应有此脉，今有此脉者，皆缘应下失下，内结壅闭，营气逆于内，不能达于四末。此脉厥也，亦多有过用黄连、石膏诸寒之剂，强遏其热，致邪愈结，脉愈不行。医见脉微欲绝，以为阳证得阴脉为不治，委而去之，以此误人甚众。若用人参、生脉散等剂，祸不旋踵，宜承气缓缓下之，六脉自复。

脉证不应

表症脉不浮者，可汗而解，以邪气微，不能牵引正气，故脉不应。

里证脉不沉者，可下而解，以邪气微，不能抑郁正气，故脉不应。

阳证见阴脉，有可生者，神色不败，言动自如，乃禀赋脉也。再问平日无此脉，乃脉厥也。

下后脉实，亦有病愈者，但得证减后有实脉，乃天年脉也。

夫脉不可一途而取，须以神气、形色、病证相参，以决安危为善。

体 厥

阳证脉闭[①]，身冷如冰，盖因内热已极，气道不通，乃至脉微欲绝。若素禀肥盛者，尤易壅闭，自必通身冰冷，此体厥也。六脉如无者，群龙无首之象，证甚危矣。宜大承气汤缓缓下之，脉至厥回，或可得生。

---

① 闭:《醒医六书》作"阴"，义胜。

卷三　治疫全书三《醒医六书》

新建邑庠熊立品圣臣甫　编辑

同里姻侄夏廷仪煦园　参校

孙承统绍庭　校字

杂气论

日月星辰，天之有象可睹；水火土石，地之有形可求；昆虫草木，动植之物可见；寒热温凉，四时之气往来可觉。至于山岚瘴气，岭南毒雾，咸得地之浊气，犹或可察。而惟天地之杂气，种种不一，亦犹天之有日月星辰，地之有水火土石，气交之中有昆虫草木之不一也。草木有野葛、巴豆，星辰有罗、计、荧惑[①]，昆虫有毒蛇、猛兽，土石有雄、硫、硇、信[②]，万物各有善恶不等，是知杂气之毒亦有优劣也。然气无形可求，无象可见，况无声复无臭，何能得睹得闻？人恶得而知其气？又恶得而知其气之不一也？是气也，其来无时，其着无方，众人有触之者，各随其气而为诸病焉。其为病也，或时众人发颐；或时众人头面浮肿，俗名为大头瘟是也；或时众人咽痛，或时声哑，俗名为蛤蟆瘟是也；或时众人疟痢；或为痹气，或为痘疮，或为斑疹，或为疮疥疔肿；或时众人目赤肿痛；或时众人呕血暴亡，俗名为瓜瓤瘟、探头瘟是也；或时众人瘰疬，名为疙瘩瘟是也。为病种种，难以枚举。大约病偏于一方，延门合

---

① 罗计荧惑：星辰的古名。罗即罗睺星，计即计都星，荧惑即火星之别名。

② 雄硫硇信：即雄黄、硫黄、硇砂、信石四种矿物。

户众人相同者，皆时行之气，即杂气为病也。为病种种，是知气之不一也。盖当时适有其气，专入某脏腑、某经络，专发为某病，故众人之病相同。是知气之不一，非关脏腑经络，或为之证也。夫病不可以年岁四时为拘，盖非五运六气所印定者，是知气之所至无时也。或发于城市，或发于村落，他处截然无有，是知气之所着无方也。

疫气者，亦杂气中之一，但有甚于他气，故为病颇重，因名之疠气。虽有多寡不同，然无岁不有。至于瓜瓤瘟、疙瘩瘟，缓者朝发夕死，急者顷刻而亡，此[1]在诸疫之最重者，幸而几百年来罕有之证，不可以常疫并论也。至于发颐、咽痛、目赤、斑疹之类，其时村落中偶有一二人所患者，虽不与众人等，然考其症，甚合某年某处众人所患之病，纤悉相同，治法无异。此即当年之杂气，但目今所钟[2]不厚，所患者稀少耳。此又不可以众人无有，断为非杂气也。况杂气为病最多，而举世皆误认为六气。假如误认为风者，如大麻风、鹤膝风、痛风、历节风、老人中风、肠风、疠风、痫风之类，概用风药，未尝一效，实非风也，皆杂气为病耳。至又误认为火者，如疔疮发背、痈疽肿毒、气毒流注、流火丹毒，与夫发斑痘疹之类，以为诸痛疮疡皆属心火，投芩、连、栀、柏，未尝一效，实非火也，亦杂气之所为耳。至于误认为暑者，如霍乱、吐泻、疟、痢、暴注、腹痛、绞肠痧之类，皆误认为暑，因作暑证治之，未尝一效，与暑何与焉？至于一切杂证，无因而生者，并皆杂气所成。从古未闻者，何耶？盖因诸气来而不知，感而不觉，惟向风、

---

① 此：底本漫漶不清，据大成本补。
② 钟：集聚、集中。

寒、暑、湿所见之气求之，是舍无声无臭、不睹不闻之气推察，既错认病原，未免误投他药。《大易》^①所谓：或系之牛，行人之得，邑人之灾也。刘河间作《原病式》^②，盖视五运六气百病皆原于风寒暑湿燥火，谓无出此六气为病，而不知杂气为病，更多于六气为病者百倍。良以六气有限，现在可测，杂气无穷，茫然不可测也。专务六气，不言杂气，焉能包括天下之病欤？

论气盛衰

其年疫气盛行，所患皆重，最能传染，即童辈皆知为疫。至于微疫，反觉无有，盖以毒气钟厚而所患皆重，传染为多。

其年疫气衰少，闾里所患者不过几人，且不能传染，时师皆以伤寒为名，不知者固不言疫，知者亦不便言疫。然则何以知其为疫，盖脉证与盛行之年所患之证纤悉相同，至于用药取效，毫无差别。是以知瘟疫四时皆有，常年不断，但有多寡轻重耳。

疫气不行之年，微疫转有，众人皆以感冒为名，实不知为疫也。设用发散之剂，虽不合病原，然亦无大害，疫自已，实非药也，即不药亦自愈。至有稍重者，误投发散，其害尚浅，若误用补剂及寒凉，反成痼疾，不可不辨。

论气所伤不同

所谓杂气者，虽曰天地之气，实由方土之气也。盖其气从地而起，有是气则有是病，譬如所言天地生万物，然亦由方土

---

① 《大易》：即《周易》。所引之句出自《周易·无妄第二十五》。
② 《原病式》：即《素问玄机原病式》，金代刘完素撰著。

之产也。彼植物借雨露而滋生，动物借饮食而颐养，必先有是气，然后有是物。推而广之，有无限之气，因有无限之物也。但二五之精①，未免生克制化，是以万物各有宜忌，宜者益而忌者损。损者，制也。故万物各有所制，如猫制鼠、如鼠制象之类。既知以物制物，即知以气制物矣。以气制物者，蟹得雾则死、枣得雾则枯之类，此有形之气，动植之物皆为所制也。至于无形之气偏中于动物者，如牛瘟、羊瘟、鸡瘟、鸭瘟，岂但人疫而已哉？然牛病而羊不病，鸡病而鸭不病，人病而禽兽不病，究其所伤不同，因其气各异也。知其气各异，故谓之杂气。

夫物者，气之化也；气者，物之变也。气即是物，物即是气，知气可以制物，则知物之可以制气矣。夫物之可以制气者，药物也。如蜒蚰解蜈蚣之毒，猫肉治鼠瘘之溃。此受物气之为病，是以物之气制物之气，犹或可测。至于受无形杂气为病，莫知何物之能制矣。惟其不知何物之能制，故勉用汗、吐、下三法以决之。嗟乎！即三法且不能尽善，况乃知物乎？能知以物制气，一病只有一药，药到病已，不烦君臣佐使、品味加减之劳矣。

蛔 厥

疫邪传里，胃热如沸，蛔动不安，下既不通，必反于上，蛔因呕出，此常事也。但治其胃，蛔厥自愈，不可妄引经论，以为脏寒，蛔上入膈，便用乌梅丸或理中安蛔汤。细辛、附子、干姜、桂枝、川椒辛热之品，投之如火上添油，殊不知疫证表

---

① 二五之精：即阴阳五行之气的交感和运行。语出北宋周敦颐《太极图说》："二五之精，妙合而凝。"二，指阴、阳。五，指木、火、土、金、水五行。

里上下皆热，始终略无寒证者。不思现前事理，徒记纸上文辞，以为依经傍注，坦然用之无疑，因此误人甚众。

呃逆

胃气逆则为呃逆，吴中称为冷呃。以冷为名，遂指为胃寒，不知寒热皆令呃逆，且不以本证相参，专执俗语为寒，遂投丁、茱、姜、桂，误人不少，吾愿执辞害义者，临症猛省！

治法，各从其本证而消息之。如见白虎证则投白虎，见承气证则投承气，膈间痰闭则宜导痰①。如果胃寒，丁香柿蒂散宜之，然不若四逆汤功效殊捷。要之，但治本证，呃自止，其他可以类推矣。

似表非表

时疫初起，邪气盘踞于中，表里阻隔，里气滞而为闭②，表气滞为头疼身痛。因见头疼身痛，往往误认为伤寒表证，因用麻黄、桂枝、香苏、葛根、败毒、九味羌活之类。此皆发散之剂，强求其汗，妄耗津液，经气先虚，邪气不损，依然发热也。更有邪气传里，表气不能通于内，必壅于外，每至午后潮热，热甚则头胀痛，热退则已，此岂表实者耶？以上似表，误为表证，妄投升散之剂，原邪愈实，火气上升，头疼转甚。须下之，里气一通，经气降而头疼止。若果感冒，头疼无时不痛为可辨也。且有别证相参，不可一途而取。

若汗若下后，脉静身凉，浑身肢节反加痛甚，一如被杖，

① 导痰：即导痰汤。《校注妇人良方》《脉因症治》等书中均有本方，只是药味不同，此处所指不详。

② 闭（bì 必）：大便干涩不利也。

一如坠伤，少动则痛苦号呼。此经气虚，营卫行涩也。三四日内，经气渐回，其痛渐止，虽不药，必自愈。设妄引经论，以为风湿相搏，一身尽痛，不可转侧，遂投疏风胜湿之剂，身痛反剧，以此误人甚众。

似里非里

伤寒传胃，即便潮热谵语，下之无辞。今时疫初起，便作潮热，热甚亦能谵语，误认为里证，妄用承气，是为诛伐无辜。不知伏邪附近于胃，邪未入腑，亦能潮热。午后热甚，亦能谵语，不待胃实而后能也。假令常疟热甚，亦作谵语。瘅疟不恶寒，但作潮热，此岂胃实者耶？以上似里，误投承气，里气先虚，及邪陷胃，转见胸腹胀满，烦渴益甚。病家见势危笃，以致更医。医见下药病甚，乃指大黄为砒毒，或投泻心，或投柴胡枳桔①，留邪在胃，变证日增，神脱气尽而死。向则不应下而反下之，今则应下而反失下，盖因表里不明，用药前后失序之误。

论　食

时疫有首尾皆能食者，此邪不传胃，切不可绝其饮食，但不宜过食耳。

有愈后数日，微渴微热，不思食者，此微邪在胃，正气衰弱，强与之，即为食复。有下后一日便思食，食之有味，当与之。先与米饮一小杯，加至茶瓯，渐进稀粥，不可尽意，饥则再与。如忽加吞酸，反觉无味，乃胃气伤也。当停谷一日，胃

---

①　柴胡枳桔：即柴胡枳桔汤。

气复，复思食也，仍如渐进法。

有愈后十数日，脉静身凉，表里俱和，但不思食者，此中气不苏，当与粥饮迎之，得谷后即思食觉饥。久而不思食者，一法以人参一钱煎汤与之，以唤胃气。忽觉思食，余勿服。

论 饮

烦渴思饮，酌量与之。若引饮过多，自觉水停心下，名停饮，宜四苓散最效。

如大渴，思饮冰水及冷饮，无论四时，皆可量与。盖内热之极，得冷饮相救甚宜，能饮一升，止饮半升，宁使少顷再饮。至于梨汁、藕汁、蔗浆、西瓜，皆可备不时之需。如不欲饮冷，当易白滚汤与之，乃至不思饮，则知胃和矣。

茯苓汤

白茯苓_{一钱} 泽泻_{一钱五分} 猪苓_{一钱五分} 陈皮_{一钱}

取长流水煎服。古方有五苓散，用桂枝者，以太阳中风，表证未罢，并入膀胱，用四苓以利小便，加桂枝以解表邪，为双解散。即如少阳并于胃，以大柴胡通表里而治之。今人但见小便不利，便用桂枝，何异聋者之听宫商[①]？胃本无病，故加白术以健中。今不用白术者，疫邪传胃而渴，白术性壅，恐以实填实也。加陈皮者，和中利气也。

标 本

诸窍乃人身之户牖也。邪自窍而入，未有不由窍而出。《经》曰：未入于腑者，可汗而已；已入于腑者，可下而已。麻

---

① 官商：本谓五音中的宫音与商音，此处泛指音乐。

徽君①复增汗、吐、下三法，总是导引其邪，打从门户而出，可为治法之大纲，舍此皆治标云尔。

今时疫首尾一于为热，独不言清热者，是知因邪而发热，但能治其邪，不治其热而热自已。夫邪之与热，犹形影相依，形亡而影未有独存者，若以黄连解毒汤、黄连泻心汤，纯乎类聚寒凉，专务清热，既无汗、吐、下之能，焉能使邪从窍而出？是忘其本，从治其标，何异于小儿捕影？

行邪伏邪之别

凡邪所客，有行邪，有伏邪，故治法有难有易，取效有迟有速。假令行邪者，如正伤寒，始自太阳，或传阳明，或传少阳，或自三阳入胃，如行人经由某地，本无根蒂。因其浮游之势，病形虽重，若果在经，一汗而解，若果在胃，一下而愈，药到便能获效。先伏而后行者，所谓瘟疫之邪伏于膜原，如鸟栖巢，如兽藏穴，营卫所不关，药石所不及。至其发也，邪毒渐张，内侵于腑，外淫于经，营卫受伤，诸证渐显，然后可得而治之。方其浸淫之际，邪毒尚在膜原，此时但可疏利，使伏邪易出。邪毒既离膜原，乃观其变，或出表，或入里，然后可导邪而出，邪尽方愈。初发之时，毒势渐张，莫之能御，其时不惟不能即瘳其疾，而病证日惟加重。病家见证反增，即欲更医，医家不解，亦自惊讶，竟不知先时感受，邪甚则病甚，邪微则病微。病之轻重，非关于医。人之生死，全赖药石。故谚有云：伤寒莫治头，痨怯莫治尾。若果正伤寒，初受于肌表，

---

① 麻徵君：麻九畴（1183—1232），字知几，号徵君，金代文人、医家，曾从学张子和。

不过在经之浮邪，一汗即解，何莫治之有？此言盖指瘟疫而设也。所以疫邪方张之际，势不可遏，但使邪毒速离膜原便是。治法全在后段工夫，识得表里虚实，更详轻重缓急，投剂不致差谬，如是可以万举万全。即使感受之最重者，按法治之，必无殒命之理。若夫久病枯极，酒色耗竭，此等已是天真几绝，更加瘟疫，自是难支，又不可同年而语。

应下诸证

舌白苔渐变黄苔

邪在膜原，舌上白苔；邪在胃家，舌上黄苔。苔老，变为沉香色也。白苔未可下，黄苔宜下。

舌黑苔

邪毒在胃，熏腾于上，而生黑苔。有黄苔老而变焦色者，有津液润泽者作软黑苔，舌上干燥者作硬黑苔，下后二三日，黑皮自脱。

又有一种舌俱黑而无苔，此经气，非下证也。妊娠多见此，阴证亦有此，并非下证。下后里证去，舌尚黑者，苔皮未脱也，不可再下，务在有下证方可下。舌上无苔，况无下证，误下舌反见离离①黑色者危，急当补之。

舌芒刺

热伤津液，此疫毒之最重者，急当下。老人微疫无下证，舌上干燥，易生苔刺，用生脉散，生津润燥，芒刺自失。

舌裂

日久失下，血液枯极，多有此证。又热结旁流，日久不治，在下则津液消亡，在上则邪火毒炽，亦有此证，急下之，裂

---

① 离离：舌体斑剥裂纹貌。

自满。

舌短　舌硬　舌卷

皆邪气胜，真气亏，急下之，邪毒去，真气回，舌自舒。

白砂苔

舌上白苔，干硬如砂皮，一名水晶苔。乃自白苔之时，津液干燥，邪虽入胃，不能变黄，宜急下之。若白苔润泽者，邪在膜原也，邪微苔亦微，邪气盛，苔如积粉，满布其舌，未可下，久而苔色不变，别有下证，服三消饮，次早舌即变黄。

唇燥裂　唇焦色　唇口皮起　口臭　鼻孔如烟煤

胃家热，多有此证，固当下。唇口皮起，仍用别证互较。鼻孔煤黑，疫毒在胃，下之无辞。

口燥渴

更有下证者，宜下之，下后邪去胃和，渴自减。若服花粉、门冬、知母，冀其生津止渴，殊谬。若大汗，脉长洪而渴，未可下，宜白虎汤，汗更出，身凉渴止。

目赤喉干　气喷如火　小便赤黑涓滴作痛　小便极臭　扬手踯足　脉沉而数

皆为内热之极，下之无辞。

潮热　谵语

邪在胃，有此证宜下。然又有不可下者，详载似里非里条下，又热入血室条下，又神虚谵语条下。

善太①息

胃家实，呼吸不利，胸膈痞闷，每欲引气下行故然。

心下满　心下高起如块　心下痛　腹胀满　腹痛按之愈痛

---

① 太：原作"大"，据《醒医六书》改。

心下胀痛

以上皆胃家邪实，内结气闭，宜下之，气通则已。

头胀痛

胃家实，气不下降，下之头痛立止。若初起头痛，别无下证，未可下。

小便闭

大便不通，气结不舒，大便行，小便立解，误服行气利水药，无益。

大便闭　转屎气极臭

更有下证，下之无辞。

有血液枯竭者，无表里证，为虚燥，宜蜜煎导及胆导①。

协热下利　热结旁流　大肠胶闭

并宜下。详见大便条下。

四逆　脉厥　体厥

并属气闭，阳气郁内，不能四布于外，胃家实也，宜下之。下后反见此证者，为虚脱，补。

发狂

胃家实，膈气盛也，宜下之。

有虚烦似狂，有因欲汗作狂，并详见本条，忌下。

品按：以上诸症，应下者即宜下矣。尝有已下之后，余邪未尽，寒热如疟之状，热一时，汗出一时，稍冷一时，一日之内或有二三次不等。虽大汗淋漓，热全不清，人或以疟治之，殊不知此似疟而非真疟也。若是真疟，则头痛如钻，热则冰水不能解，寒则汤火不能御，发止则有定期。惟其病

---

① 胆导：即猪胆导法。

由瘟疫，症虽如疟，其头疼痛亦不甚，寒热时往时来。凡遇此等，法当以苦发之，以酸收之，桔梗汤加乌梅、黄连，日二服。其或十余日不愈，《经》所谓脏气虚也，宜补其心。补心用生地、黄连、川芎能调心血之药，心血一调，其热自退。间有积热，久不愈，用六味地黄汤熟地、山药、枣皮、茯苓、泽泻、丹皮，或用四顺饮当归、白芍、甘草、大黄。

应补诸症

向谓伤寒无补法者，盖伤寒、时疫均是客邪。然伤于寒者，不过风寒，乃天地之正气，尚嫌其填实而不可补。今感疫气者，乃天地之毒气，补之则壅裹其毒，邪火愈炽，是以误补之为害，尤甚于伤寒，此言其常也。及言其变，则又有应补者，或日久失下，形神几脱，或久病先亏，或先受大劳，或老人枯竭，或当补泻兼施。设既行而增虚证者，宜急峻补。虚证散在诸篇，此不再赘。补之虚证稍退，切忌再补。详见前虚后实。补后虚证不退，反加变证者危。下后虚证不见，乃臆度其虚，辄用补剂，法所大忌。凡用补剂，本日不见佳处，即非应补。盖人参为益元之极品，开胃气之神丹，下咽之后，其效立见。若用参之后，元气不回，胃气不转者，勿谓人参之功不捷，盖因投之不当耳，急宜另作主张。若恣意投之，必加变证，变证加而更投之者死。

论阳证似阴

凡阳厥，手足厥冷，或冷过肘膝，甚至手足指甲皆青黑，剧则遍身冰冷如石，血凝青紫成片，或六脉无力，或脉微欲绝。以上脉证，悉见纯阴，犹以为阳证，何也？盖审内证，气喷如火，眼赤目红，龈烂口臭，烦渴谵语，口燥舌干，舌苔黄黑，或生芒刺，心腹痞满，少腹①疼痛，小便涩，涓滴作痛，与水即咽，欲卧冰地。非大便燥结，即大肠胶闭；非协热下利，即热结旁流。以上内外三焦悉见阳证，所以为阳厥也。粗工不察内多下证，但见表证脉体纯阴，误投温剂，祸不旋踵。

瘟疫阳证似阴者，始必由膜原，以渐传里，先几日发热，以后四逆。

捷要辨法：凡阳证似阴，外寒而内必热，故小便血赤；凡阴证似阳者，格阳之证也，上热下寒，故小便清白。但以小便赤白为据，以此推之，万不失一。

舍病治药

尝遇微疫，医者误进白虎汤数剂，续得四肢厥逆，病势转剧。更医，谬指为阴证，投附子汤病愈。此非治病，实治药也。虽误认病原，药则偶中，医者之庸，病者之福也。盖病本不药自愈之证，因连进白虎，寒凉慓悍，抑遏胃气，以致四肢厥逆，疫邪强伏，故病增剧。今投温剂，胃气通行，微邪流散，故愈。若果直中，无阳阴证，误投白虎，一剂立毙，岂容数剂②耶？

舍病治弊

一人感疫，发热烦渴，思饮冰水。医者以为凡病须忌生冷，禁止甚严。病者苦索勿与，遂至两目火进，咽喉焦燥，不时烟焰上腾，昼夜不寐，目中见鬼无数，病剧苦甚，自谓但得冷饮

---

① 少腹：小腹。
② 剂：原脱，据《醒医六书》补。

一滴下咽，虽死无恨。于是乘隙匍匐，窃取井水一盆，置之枕旁。饮一杯，目顿清亮。二杯，鬼物潜消。三杯，咽喉声出。四杯，筋骨舒畅。饮至六杯，不知盏落枕旁，竟尔熟睡。俄而大汗如雨，衣被湿透，脱然而愈。盖因其人瘦而多火，素禀阳盛[①]，始则加之以热，经络枯燥，既而邪气传表，不能作正汗而解。误投升散，则病转剧。今得冷饮，表里和润，所谓除弊便是兴利，自然汗解宜矣。更有因食、因痰、因寒剂、因虚陷致疾不愈者，皆当舍病求弊。以此类推，可以应变于无穷矣。

肢体浮肿

时疫潮热而渴，舌黄身痛，心下满闷，腹时痛，脉数，此应下之证也。外有通身及面目浮肿，喘急不已，小便不利，此疫兼水肿，因三焦壅闭，水道不行也。但治在疫，水肿自已，宜小承气汤。向有单腹胀而后疫者，及先年曾患水肿，因疫而发者，但治在疫，腹胀、水肿自愈。

痢人通身浮肿，下体益甚，脐凸，阴囊及阴茎肿大色白，小便不利，此水肿也。继又身大热，午后益甚，烦渴，心下满闷，喘急，大便不调，此又加疫也。因下之，下后胀不除，反加腹满，宜承气加甘遂二分，弱人量减。盖先肿胀，续得时疫，此水肿兼疫，大水在表，微疫在里也，故并治之。

时疫愈后数日，先自足浮肿，小便不利，肿渐至心腹而喘，此水气也，宜治在水。时疫愈后数日，先自足浮肿，小便如常，虽至通身浮肿而不喘，别无所苦，此气复也。盖血乃气之依归，夫气先血而生，无所归依，故暂浮肿。但静养，节饮食，不药

---

① 盛：《醒医六书》作"脏"，义胜。

自愈。

时疫身赋羸弱，言不足以听，气不足以息，得下证。少与承气，下证稍减，更与之，眩晕欲死，盖不胜其攻也。绝谷期日①，稍补则心腹满闷。攻不可，补不可，守之则元气不鼓，余邪沉匿膜原，日惟水饮而已。以后心腹忽加肿满烦冤者，向来沉匿之邪方悉分传于表里也，宜承气养荣汤，一服病已。设里②肿未除，宜微汗之，自愈。

时疫得里证失下，以致面目浮肿及肢体微肿，小便自利，此表里气滞，非兼水肿也，宜承气下之。里气一疏，表气亦顺，浮肿顿除。或见绝谷期月，指为脾虚发肿，误补必剧。妊娠更多此证，治法同前，皆得子母俱安。但当少与，慎毋过剂！共七法。

服寒剂反热

阳气通行，温养百骸；阳气壅闭，郁而为热。且夫人身之火，无处不有，无时不在，但喜通达③耳。不论脏腑经络，表里上下，血分气分，一有所阻，即便发热，是知首④病发热皆由于壅郁。然火郁而又根于气，气常灵而火不灵，火不能自运，赖气为之运。所以气升火亦升，气降火亦降，气行火亦行。气若阻滞，则火屈曲，惟是屈曲，热斯发矣，是气为火之舟楫也。今疫邪透出于膜原，气为之阻，时欲到胃，是求伸而未能遽进也。今投寒剂，抑遏胃气，气益不伸，火更屈曲，所以反热也。

---

① 绝谷期日:《醒医六书》作"绝谷期月"。
② 里:《醒医六书》作"表"，当从。
③ 通达: 通行无阻。
④ 首:《醒医六书》作"百"，当从。

往往服芩、连、知、柏之类，病人自觉反热，其间偶有灵变者，但言我非黄连证，亦不知其何故也。窃谓医家每以寒凉清热，热不能清，尚信弗疑，服之反热，全然不悟，虽至白首，终不究心①，悲夫！

知 一

邪之着人，如饮酒然。凡人醉酒，脉必洪而数，气高身热，面目俱赤，此其常也。及言其变，各有不同。有醉后妄言妄动，醒后全然不知者；有虽沉醉而神思终不乱者；醉后应面赤而反刮白者；应委弱而反刚强者；应壮热而反恶寒战栗者；有易醉而易醒者；有难醉而难醒者；有发呼②欠及嚏喷者；有头眩眼花及头痛者。因其气血虚实之不同，脏腑禀赋之各异，更兼过饮小饮之别，考其情状，各自不同，至论醉酒一也。及醒，一切诸态如失。

凡人受邪，始则昼夜发热，日晡益甚，头疼身痛，舌上白苔，渐加烦渴，乃众人之常也。及言其变，各自不同者。或呕或吐，或咽喉干燥，或痰涎涌甚，或纯乎发热，或发热而兼凛凛，或先凛凛而后发热，或先恶寒而后发热。或先一日恶寒而后发热，以后即纯乎发热。或先恶寒而后发热，以后渐渐寒少而热多，以至纯热者。或昼夜发热者。或午后潮热，余时热稍缓者。有从外解者，或战汗，或狂汗、自汗、盗汗，或发斑。有潜消者，有从内传者，或胸膈痞闷，或心腹胀满，或心痛腹痛，或胸胁痛，或小便不通，或前后癃闭，或协热下利，或热

---

① 究心：专心研究。
② 呼：《醒医六书》作“呵”。

结旁流。有黄苔黑苔者，有口燥舌裂者，有舌生芒刺、舌色紫者，有鼻孔如烟煤之黑者，有发黄及蓄血、吐血、衄血、大小便血、汗血、嗽血、齿衄者，有发颐疙瘩疮者。有首尾能食者，有绝谷一两月者，有无故最善反复者，有愈后渐加饮食如旧者，有愈后饮食胜常二三倍者，有愈后退爪脱发者。至论恶证，口禁不能张，昏迷不识人，足屈不能伸，唇口不能牵动，手足不住振战，直视上视，圆眸目瞑，口张声哑舌强，遗尿遗粪，项强发痉，手足俱痉，筋惕肉瞤，循衣摸床，撮空理线等证。种种不同，因其气血虚实之不同，脏腑禀赋之有异，更兼感重感轻之别。考其证候，各自不同，至论受邪，一也。及邪尽，一切诸证如失。所谓知其一万事毕，知其要者一言而终，不知其要者流散无穷，此之谓也。

以上止举一气，因人而变，至有岁气稍有不同者，有其年众人皆从自汗而解者，此又因气而变，余证大同小异，皆疫气也。至又杂气为病，一气自成一病，每病各又因人而变。统而言之，其变不可胜言矣。医者能通其变，方为尽善。

四损不可正治

凡人大劳大欲及大病久病后，血气两虚，阴阳并竭，名为四损①。当此之际，忽又加疫，邪气虽轻，并为难治，以正气先亏，邪气自陷故也。

假若正气不胜者，气不足以息，言不足以听，或欲言而不能，感邪虽重，反无胀满痞塞之证，误用承气，一剧②即死，

---

① 四损：症状名。指阴、阳、气、血亏损。
② 剧：诸本皆同，据上下文义，疑作"剂"。

以正气愈损，邪气愈伏也。

假若真血不足者，面色萎黄，唇口括白，或因吐血、崩漏，或产后亡血过多，或因肠风、脏毒所致，感邪虽重，面目反无阳色，误用承气速死，以荣气愈消，邪气益加沉匿也。

假若真阳不足者，或四肢厥逆，或下利完谷，肌体恶寒，恒多泄泻，至夜益甚，或口鼻冷气，感邪虽重，反无发热、燥渴、苔刺等证，误用承气，阳气愈消，阴凝不化，邪气留而不行，轻则渐加委顿，重则下咽立毙。

假若真阴不足者，自然五液干枯，肌肤甲错，感邪虽重，应汗不汗，应厥不厥，误用承气，病益加重，以津液枯涸，邪气涩滞，无能输泄也。

凡遇此等，不可以常法正治，当从其损而调之。调之不愈者，稍以常法治之。治之不及者，损之至也。是故一损二损，轻者或可挽回，重者治之无益；乃至三损四损，虽卢、扁亦无所施矣。更以老少参之。少年遇损，或可调治；老年遇损，多见治之不及，良以枯魄独存，化源已绝，不复滋生矣。

劳复　食复　自复

疫邪已退，脉证俱平，但元气未复，或因梳洗沐浴，或因多言妄动，遂至发热，前证复起，惟脉不沉实为辨，此名劳复。盖气为火之舟楫，今则真气方长，劳而复折，真气既亏，火亦不前，如人欲济，舟楫已坏，其可渡乎？是火也，某经气陷，则火随陷于某经，陷于经络则为表热，陷于脏腑则为里热。虚甚热甚，虚微热微。治法，轻则静养可复，重则大补气血。候真气一回，血脉融和，表里通畅，火随气泄，自然热退，而前证自除矣。若误用承气及寒凉剥削之剂，变证蜂起，卒至殒命。

若因饮食所伤者，或吞酸作噫，或心胸满闷而加热者，此名食复。轻则损谷自愈，重则消导方痊。

若无故自复者，以伏邪未尽，此名自复。当问前得某证，所发亦某证，少与前药，以彻其余邪，自然获愈。

安神养血汤

茯神　枣仁　当归　远志　桔梗　芍药　地黄　陈皮甘草

加龙眼肉，水煎服。

感冒兼疫

疫邪伏而未发，因感冒风寒，触动疫邪，相继而发也。既有感冒之因由，复有风寒之脉证，先投发散，一汗而解。一二日续得头疼身痛，潮热烦渴，不恶寒，此风寒去，疫邪发也，以疫法治之。

疟疫兼证

疟疾二三发，或七八发后，忽然昼夜发热而渴，不恶寒，舌生苔刺，心腹痞满，饮食不进，下证渐具，此瘟疫著，疟疾隐也，以疫法治之。

瘟疫昼夜纯热，心腹痞满，饮食不进，下后脉静身凉，或间日，或每日，时恶寒而后发热如期者，此瘟疫解，疟邪未尽也，以疟法治之。

瘟疟

凡疟者，寒热如期而发，余时脉静身凉。此常疟也，以疟法治之。设传胃者，必现里证，名为瘟疫，以疫法治者生，以疟法治者死。里证者，为下证也。下后里证除，寒热独存者，是瘟疫减，疟证在也。疟邪未去者宜疏，邪去而疟势在者宜截，势在而夹虚者宜补。疏以清脾饮，截以不二饮，补以四君子。方见疟门，仍恐杂乱，此不附载。

疫痢兼证

下痢脓血，更加发热而渴，心腹痞满，呕而不食，此疫痢兼证，最为危急。夫疫者，胃家事也。疫邪传胃，下常八九，既传入胃，必从下解，盖疫邪不能自出，必借大肠之气传送而下，疫方得愈。至痢者，大肠内事也。大肠既病，失其传送之职，故正粪不行，纯乎下痢脓血而已。所以向来谷食停积在胃，直须大肠邪气将退，胃气通行，正粪自此而下。今大肠失职，正粪尚自不行，又何能为胃载毒而出？毒既不前，羁留在胃，最能败坏真气。在胃一日有一日之害，一时有一时之害，耗气搏血，神脱气尽而死。凡遇疫痢兼证者，在痢尤为吃紧。疫痢俱急者，宜槟芍顺气汤，诚为一举两得。

槟芍顺气汤 专治下痢频数，里急后重，兼舌苔黄，得疫之里证者。

槟榔　芍药　枳实　厚朴　大黄

生姜煎服。

妇人时疫

妇人伤寒时疫，与男子无二，惟经水适断适来及崩漏产后，与男子稍有不同。夫经水之来，乃诸经血满，归注于血室，下泄为月水。血室者，一名血海，即冲任脉也，为诸经之总任。经水适来，疫邪不入于胃，乘势入于血室，故夜发热谵语。盖卫气昼行于阳，不与阴争，故昼则明了；夜行于阴，与邪相搏，故夜则发热谵语。至夜止发热而不谵语者，亦为热入血室，因有轻重之分，不必拘于谵语也。《经》曰：无犯胃气及上二焦，必自愈。胸膈并胃无邪，勿以谵语为胃实而妄攻之，但热随血下，故自愈。若有如结胸状者，血因邪结也，当刺期门以通其①结。《活人》以柴胡汤治之，不若刺者功捷。

经水适断，血室空虚，其邪乘虚传入，邪胜正亏，经气不振，不能鼓散其邪，为难治。且不从血泄，邪气何由即解？与适来之义，有血虚血实之分，宜柴胡养荣汤。新产后亡血过多，冲任空虚，与夫素善崩漏，经气久虚，皆能受邪，与经水适断同法。

小儿时疫

凡小儿感冒风寒、疟痢等证，人所易知，一时染疫，人所难窥，所以耽误者良多。何也？盖因幼科专于痘疹、吐泻、惊疳②并诸杂证，在伤寒时疫甚略之，一也。古人称幼科为哑科，盖不能尽馨所苦以告师，师又安能悉乎问切之义？所以但知其身热，不知其头疼身痛也；但知不思乳食，心胸膨胀，疑其内伤乳食，安知其疫邪传胃也；但见呕吐、恶心、口渴、下利，以小儿吐泻为常事，又安知其协热下利也。凡此，何暇致思为时疫，二也。小儿神气娇怯，筋骨柔脆，一染时疫，延捱失治，即便两目上吊，不时惊搐，肢体发痉，十指钩曲，甚至角弓反张，必延幼科，正合其平日学习见闻之证，是多误认为慢惊风，

---

① 其：底本漫漶不清，据大成本补。
② 惊疳：原作"经疳"，据文义改。

遂投抱龙丸、安神丸竭尽惊风之剂，转治转剧。因儿不啼不语，又将神门、眉心乱灸，艾火虽微，内攻甚急，两阳相搏，如火加油，如炉添炭，死者不可胜记，深为痛悯。今凡遇疫毒流行，大人可染，小儿岂独不可染耶？即所受之邪则一，因其气血筋骨柔脆，故所现之症为异耳。务宜求邪以治，故用药与大人仿佛。凡五六岁以上者，药当减半，二三岁往来者，四分之一可也。又肠胃柔脆，少有差误，为祸更速，临证尤宜加慎。

小儿太极丸

天竺黄五钱　胆星五钱　大黄二钱　麝香三分　冰片三分　僵蚕三钱

共为细末，端午日午时修合。糯米饭杵为丸，如芡实大，朱砂为衣。凡遇疫证，姜汤化下一丸，神效。

妊娠时疫

孕妇时疫，设应用三承气汤，须随证施治，切不可过虑，慎毋惑于参、术安胎之说。病家见用承气，先自惊疑，或更左右嘈杂，必致医家掣肘，为子母大不祥。若应下之证，反用补剂，邪火郁壅，热毒愈炽，胎愈不安，耗气搏血，胞胎何赖？是以古人有悬钟之喻，梁腐而钟未有不落者。唯用承气，逐去其邪，火毒消散，炎熇顿为清凉，气回而胎自固。当此证候，反见大黄为安胎圣药，历治历当，子母俱安。若腹痛如锥，腰痛如折，此将堕欲堕之候，服药亦无及矣。虽投承气，但可愈疾而全母。昧者以为胎堕，必反咎于医也。

或诘余曰：孕妇而投承气，设邪未逐，先损其胎，当如之何？余曰：结粪瘀热，肠胃间事也。胎附于脊，肠胃之外，子宫内事也。药先到胃，瘀热才通，胎气便得舒养，是以兴利除害于顷刻之间，何虑之有？但毒药治病，衰去七八，余邪自愈，慎勿过剂耳。

凡妊娠时疫，万有四损者，不可正治，当从其损而调之。产后同法。非其损而误补，必死。四损，详见前应补诸证条后。

主客交

凡人向有他病尪羸，或久疟，或内伤瘀血，或吐血、便血、咳血，男子遗精白浊、精气枯涸，女人崩漏带下、血枯经闭之类，以致肌肉消烁，邪火独存，故脉近于数也。此际稍感疫气，医家、病家见其谷食暴绝，更加胸膈痞闷，身疼发热，彻夜不寐，指为原病加重，误以绝谷为脾虚，以身痛为血虚，以不寐为神虚，遂投参、术、归、地、茯神、枣仁之类，愈进愈危。知者稍以疫法治之，发热减半，不时得睡，谷食稍进，但数脉不去，肢体时疼，胸胁锥痛，过期不愈。医以杂药频试，补之则邪火愈炽，泻之则损脾坏胃，滋之则胶邪愈固，散之则徒汗①益虚，疏之则精气愈耗，守之则日削近死。盖但知其伏邪已溃，表里分传，里证虽除，不知正气衰微，不能托出表邪，留而不去，因与血脉合而为一，结为痼疾也。肢体时疼者，邪与营气搏也；脉数身热不去者，邪火并郁也；胁下锥痛者，火邪结于膜膈也；过期不愈者，凡郁邪交卸，近在一七，远在二七，甚至三七，过此不愈者，因非其治，不为坏证，即为痼疾也。夫痼疾者，所谓客邪胶固于血脉，主客交浑，最难得解，且愈久益固，治法当乘其大肉未消，真元未败，急用三甲散，

---

① 徒汗：《醒医六书》作"经络"。

多有得生者。更附加减法，随其平^①素而调之。

三甲散

鳖甲　龟甲并用酥，炙黄为末，各一钱　穿山甲土炒黄为末，五分
蝉退洗净，炙干，五分　僵蚕白硬者，切断，生用，五分　牡蛎煅为末，
五分，咽燥者酌用　䗪虫三个，干者瓣碎，鲜者捣烂，和酒少许，取汁入汤
药同服，其渣入诸药同煎　白芍药酒炒，七分　当归五分　甘草三分

水二钟，煎八分，滤清温服。

若素有老疟或瘅疟者，加牛膝一钱，何首乌一钱，胃弱欲
作泻者，宜用九蒸九晒。若素有郁痰者，加贝母一钱。老痰者，
加瓜蒌霜五分，善呕者勿用。若咽干作痒者，加花粉、知母各
五分。若素有燥嗽者，加杏仁捣烂一钱五分。若素有内伤瘀血
者，倍䗪虫。如无䗪虫，以干漆炒，烟尽为末五分，及桃仁捣
烂一钱代之。服后，病减六七，余勿服，当尽调理法。

调理法

凡人胃气强盛，可饥可饱，若久病之后，胃气薄弱，最难
调理。盖胃体如灶，胃气如火，谷食如薪，合水谷之精微，升
散为血脉者如焰，其糟粕下转为粪者如烬，是以灶大则薪多火
盛，薪断则余焰犹存，虽薪后续而火亦燃。若些小铛锅，止宜
薪数茎，稍多则壅灭，稍断则火绝，死灰而求复燃，不亦难
乎？若夫人^②病之后，客邪新去，胃口方开，几微之气，所以
多与、迟与、早与皆不可也。宜先与粥饮，次糊饮，次糜粥，
次软饭，尤当循序渐进，毋先其时，毋后其时。当设炉火，昼

---

① 平：原脱，据《醒医六书》补。
② 人：《醒医六书》作"大"。

夜勿令断绝，以备不时之用。思谷即与，稍缓则胃饥如刿，再缓则胃气伤，反不思食矣。既不思食，若照前与之，虽食而弗化，弗化则伤之又伤，不为食复者。当如初进法，若更多与，及黏硬之物，胃气壅甚，必胀满难支。若气绝谷存，乃致反覆颠倒，形神俱脱而死矣。

统论疫有九传治法

夫疫之传有九，然亦不出乎表里之间而已矣。所谓九传者，病人各得其一，非谓一病而有九传也。盖瘟疫之来，邪自口鼻而入，感于膜原，伏而未发者，不知不觉。已发之后，渐加发热，脉洪而数，此众人相同，宜达原饮疏之。继而邪气一离膜原，察其传变，众人不同者，以其表里各异耳。但表而不里者、但里而不表者、表而再表者、里而再里者、表里分传者、表里分传而再分传者、表胜于里者、里胜于表者、先表而后里者、先里而后表者，识此九传，其病一也。医者不知九传之法，不知邪气之所在，如盲者之不任杖，聋者之听宫商，无音可求，无路可适，未免当汗不汗，当下不下，或颠倒误用，或寻枝摘叶，但治其证，不治其邪，同归于误一也。

所言但表而不里者，其证头疼身痛，发热而复凛凛，内无胸满腹胀等证，谷食不绝，不烦不渴。此邪气外传，由肌表而出，或自斑消，或从汗解。斑者，有斑疹、桃花斑、紫云斑。汗者，有自汗、盗汗、狂汗、战汗之异。此病气之使然，不必较论，但求得斑得汗为愈疾耳。凡自外传者为顺，勿药亦能自愈。间有汗出不彻而热不退者，宜白虎汤。斑出不透而热不退者，宜举斑汤。有斑汗并行而愈者。若斑出不透、汗出不彻而热不除者，宜白虎合举斑汤。

间有表而再表者，所发未尽，膜原尚有隐伏之邪，或二三日后、四五日后，依前发热，脉洪而数。及其解也，斑者仍斑，汗者仍汗而愈。未愈者，仍如前法治之，然亦稀有。至于三表者，更稀有也。

　　若但里而不表者，外无头疼身痛，向后亦无三斑四汗，惟胸膈痞闷，欲吐不吐。虽得少吐而不快，此邪传里之上者，宜瓜蒂散吐之。邪从吐减，邪尽病已。邪传里之中下者，心腹胀满，不呕不吐，或燥结便闭，或热结旁流，或协热下利，或大肠胶闭，并宜承气辈导去其邪，邪减病减，邪尽病已。上中下皆病者，不可吐，吐之为逆，但宜承气导之，则在上之邪顺流而下，呕吐立止，腹胀渐除。

　　有里而再里者，愈后二三日，或四五日，依前之证复发，在上者仍吐之，在下者仍下之，再里者常事，甚至三里者，亦有也。虽有上中下之分，皆为里证。

　　若表里分传者，始则邪气伏于膜原。膜原者，即半表半里也。此传法以邪气平分，半入于里，则现里证，半出于表，则现表证。此疫家之常事。然表里俱病，内外壅闭，既不得汗，而复不得下，此不可汗。强求其汗，必不可得，宜承气先通其里，里邪先去，邪去则里气通，中气方能达表。向者郁于肌肉之邪，乘势尽发于肌表矣。或斑或汗，盖随其性而升泄之也。诸证悉去，既无表里证而热不退者，膜原尚有已发之邪未尽也，宜三消饮调之。

　　若表里分传而再分传者，照前表里得病，宜三消饮。复下复汗，如前而愈，此亦常事。至于三发者，亦偶有之。

　　若表胜于里者，膜原伏邪发时，传表之邪多，传里之邪少，何以知之？表证多而里证少，当治其表，里证兼之；若里证多而表证少者，但治其里，表证自愈。

若先表而后里者，始则但有表证而无里证，宜达原饮。有经证者，当用三阳加法。经证不显，但发热者，不用加法。继而脉洪大而数，自汗而渴，邪离膜原，未能出表耳，宜白虎汤辛凉解散，邪从汗解，脉静身凉而愈。愈后二三日后，或四五日后，依前发热，宜达原饮。至后反加胸满腹胀，不思谷食，烦渴，舌生苔刺等证，加大黄微利之。久而不去，在上者宜瓜蒂散吐之，在中下者宜承气汤导之。

品按：先表而后里者，此不是表邪入里，乃膜原伏邪溃有先后也。先溃者先传，后溃者后传。若先传表者，宜先行表解。表已而里证复见者，乃后溃之邪至是方传里也。其先里而后表者，亦不是里邪出表，仍是后溃之伏邪至是方传表也。至于表里分传，亦伏邪分溃也。

若先里而后表者，始则发热，渐加里证，下之里证除，二三日内复发热，反加头疼、身痛、脉浮者，宜白虎汤。若下后热减不甚，三四日后，精神不慧，脉浮者，宜白虎汤汗之。服汤复不得汗者，因津液枯竭也。加人参，覆杯①则汗解。此近表里分传之证，不在此例。

若或大下后、大汗后，表里之证悉去，继而一身尽痛，身如被杖，甚则不可转侧，脉迟细者，此汗出大过，阳气不周，骨寒而痛，非表证也。此不必治，二三日内阳气自回，身痛自愈。

① 覆杯：形容饮尽。

凡疫邪再表再里，或再表里分传者，医家不解，反责病家不善调理，以致反复，病家不解，每责医家用药有误，致病复起。彼此归咎，胥失之矣！殊不知病势之所当然，盖气性如此，一者不可为二，二者不可为一，绝非医家病家之过也。但得病者向赖精神完固，虽再三反复，随复随治，随治随愈。

间有延挨失治，或治之不得其法，日久不除，精神耗竭，嗣后更医投药，但将现在之邪拔去，因而得效。殊不知膜原尚有伏邪，在一二日内，前证复起，反加循衣摸床、神思昏愦、目中不了了等证。且脉气渐萎，大凶之兆也。譬如行人，日间趱行，未晚投宿，何等从容。今则日间绕道，日暮途长，急无及矣。病家不咎于前医耽误时日，反咎于后医既生之而复杀之，良可叹也！当此之际，攻之则元气几微，是求速死；补之则邪火愈炽，精气愈烁；守之则正不胜邪，必无生理。三路俱亡，虽有卢、扁之技，亦无所施矣。

吴论总按

品按：吴又可先生论治瘟疫，立法选方，洵属超前轶后①。其论瘟疫初起，感触天地厉气，邪从口鼻而入，匿于伏脊膜原，经胃交界之所。但觉身热头疼，胸胁苦满，饮食不思，语言不爽，心中郁闷，体蜷神疲，愦愦无奈，即用达原饮，捣其巢穴。如疫邪外传，浮越于三阳经，乃为半表，本方加羌活、柴胡、干葛表之；如疫邪内陷，入于胃腑，此为半里，本方加大黄下之；若膜原邪溃之际，内外分传，表里

治疫全书

六二

---

① 超前轶后：犹言空前绝后。

见症，即于本方加羌活、柴胡、干葛、大黄，名三消饮，以消内、消外、消不内不外而双解之。假如疫邪散漫，大汗大渴，用白虎汤；邪留胸膈，心烦喜呕，用瓜蒂散。此治疫于始之大法也。

或其人邪既陷胃，但恶热，舌苔黄，面赤眼红，燥渴谵妄，或热结旁流，或协热下利，或大肠胶闭，或大便闭结，里证具者，用三承气汤专主下夺。或一下未愈，尤宜再下，甚而下至三次四次，总以邪尽方止。其或有应下而未敢遽下者，如脉长洪而渴，如苔如积粉，如似里非里，如久病先亏，如虚烦似狂，如劳复虚热，如数下亡阴，如四损，不可正治，均以不可妄下杀人谆谆示戒！此治疫于中之大法也。

至于下后，总在相其津液，其溃邪传表，身发热而脉续浮者，用柴胡清燥汤；若舌上依然干燥，气喷如火，阴枯血燥，不用柴胡，而用白虎，倍生地，以救津液；若津干饮结，瓜贝养营汤；阴枯血燥，清燥养营汤；里邪未尽，承气养营汤；本气虚寒，下后微恶寒者，参附养营汤。他如血汗斑黄，随机用药，燥渴厥呃，照病抡①方。与夫调理必适其宜，饮食必得其当，此治疫于终之大法也。

具此三法，其于瘟疫一症，或起初感受之不同，或继而传变之不一，或次而淹缠之莫定，或终而调养之失宜，任病态纷更，总不出其范围之内，变症百出，要皆在其指掌之中。是先生此书独能高出手眼，大开生面，而发前人所未发者也。精医术者，请试即其辨症诸条勤加体察，就其疗

---

① 抡：选择。《说文》："抡，降也。"

治各法仔细推详，以先生手定之良方，疗四时多有之险症，一七①之施，回生起死，功匪小矣，德莫大焉！然则继自今有患是症，而得以更生者，皆先生之赐也。品是以亟付剞劂，以广其传，惟愿天下后世有司人性命之责者究心焉。

附大头瘟等症

品按：瘟疫病中内有大头瘟等症，尤为险恶，甚而朝发夕死者有之。今将方法采集附载，以便临症稽查②。

大头瘟

大头瘟者，因素伤湿热，毒气郁结，上攻巅顶。其症憎寒壮热，顶强体重，头面浮肿，目不能开，咽喉闭塞，舌干口燥，气促息喘，二便艰涩。

豆甘汤

黑豆二合，炒令香熟　甘草二寸，炙黄

水二盏煎汁，时时呷之。治疫发肿，无不应效。

清凉救苦散　方见五卷。

普济消毒饮

牛蒡芩连汤　方俱见五卷。

二黄丸

川连酒炒　黄芩酒炒　生甘草各等分

每服五钱，水盏半，煎八分，稍温，徐徐服之。

---

① 一七：犹一周。
② 稽查：底本漫漶不清，据大成本补。

蛤蟆瘟

蛤蟆瘟者，喉痹咽肿，颈筋粗大，上气喘促，肚膨腹胀，胸膈饱逼，声哑失音。宜人参败毒散加荆芥、防风。若属风热者，防风通圣散。方俱见五卷。

一方，以金丝蛙即青蛤蟆背上两条黄色者，和汁水调，空腹服。或焙干为末，新汲水化下。

绞肠瘟

绞肠瘟者，心胸板逼，肚腹绞疼，脐筑㽷痛，肠鸣干呕，二便秘结，水泄不通，速探吐之。宜用双解散。

双解散即防风通圣散合益元散　方见五卷。

软脚瘟

软脚瘟者，膝胫冰冷，便清泄白，双足肿大，寸步难移。宜苍术白虎汤。

白虎汤

苍术白虎汤即白虎汤加苍术　方见五卷。

瓜瓤瘟

瓜瓤瘟者，脑闷头晕，胸高胁起，腹中饱胀，肚脐上下㽷筑绞痛，呕汁如血。宜生犀饮。

生犀饮

犀角二钱　苍术霜者　川连一钱　黄土五钱　金汁半盏　陈细茶一撮

水煎，去滓，入金汁搅和。若便脓血，去苍术，倍加黄土。

疙瘩瘟

疙瘩瘟者，其症通身上下起凸结块，痛同锥刺，红肿如瘤。速以三棱针刺入委中穴三分，令出血，并服人中黄散、人中黄丸、消毒丸。

人中黄散

辰砂一钱五分　雄黄一钱五分　人中黄一两

共为末，薄荷、桔梗煎汤，每服二钱。

人中黄丸　方见后五卷温毒条下。

消毒丸

大黄　牡蛎　僵蚕各炒一两

共为末，蜜丸，弹子大，新汲水化下。

以上各种，皆感触夭扎暴疠之气，邪从口鼻而入，直行中道，流布三焦。其显于外者，如憎寒壮热、头痛身重、鼻干口燥等项，均与大头瘟不过大同小异耳。是在临病者活法参看，神而明之可也。

喻嘉言先生《疫病论》曰：按仲景先师《平脉篇》中大意，谓人之鼻气通于天，故阳中雾露之邪者为清邪，清邪中上，从鼻息而上入于阳，入则发热头痛、项强颈挛，正与俗称大头瘟、蛤蟆瘟之说符也。人之口气通于地，故阴中水土之邪者为饮食浊味，从口舌而下入于阴，入则其人必先内栗、足膝逆冷、便溺妄出、清便下重、脐筑湫痛，正与俗称绞肠瘟、软脚瘟之说符也。然从鼻从口所入之邪，必先注中焦，以次分布上下，故中焦受邪，因而不治中焦，不治则胃中为浊，营卫不通，血凝不流，其酿变即现中焦，俗称瓜瓤瘟、疙瘩瘟等症，则又阳毒痈脓、阴毒遍身青紫之类也。此三焦定位之邪也。

治法：未病前，预服芳香正气药，则邪不能入，此为上也。邪既入，则逐秽为第一义。上焦如雾，升而逐之，兼以解毒。即升麻葛根汤、荆防败毒散、九味羌活汤、十神汤之类。中焦如沤，疏而逐之，兼以解毒。即达原饮、桔梗汤之类。下焦如渎，决而逐之，兼以解毒。即三消饮、大小六一承气等汤之类。营卫既通，乘势追拔，勿使潜滋，斯为善治。

卷四　治疫全书四喻氏春温

新建邑庠熊立品圣臣甫　编辑

姻弟夏绍林文翰　参校

孙承统绍庭　校字

《尚论》①春三月温证大意

喻嘉言曰：仲景书详于治伤寒，略于治温，以法度俱错出于治伤寒耳。后人未解义例，故春温一证，漫无成法可师，而况触冒寒邪之病少，感发温气之病多，寒病之伤人什之三，温病之伤人什之七，古今缺典，莫此为大。昌特会《内经》之旨，以畅发仲景不宣之奥，然僭窃无似矣，厥旨维何？《内经》云：冬伤于寒，春必病温。此一大例也。又云：冬不藏精，春必病温。此一大例也。既冬伤于寒，又冬不藏精，至春月同时病发，此一大例也。举此三例以论温证而详其治，然后与三阴三阳之例，先后同符。盖冬伤于寒，邪藏肌肤，即邪中三阳之谓也。冬不藏精，邪入阴脏，即邪中三阴之谓也。阳分之邪，浅而易疗，阴分之邪，深而难愈。所以病温之人，有发表三五次而外证不除者，攻里三五次而内证不除者，源远流长，少减复剧。以为在表也，又似在里；以为在里也，又似在表。用温热则阴立亡，用寒凉则阳随绝。凡伤寒之种种危候，温症皆得有

① 《尚论》：全称《尚论张仲景伤寒论重编三百九十七法》，凡八卷，分前后两篇。前四卷为《尚论篇》，详论伤寒六经证治；后四卷为《尚论后编》，推广春温、夏秋暑湿热病，以及温病症治方药。

之，亦以正虚邪盛不能胜其任耳。至于热症，尤为十中八九，缘真阴为热邪久耗，无以制亢阳而燎原不息也。以故病温之人，邪退而阴气犹存一线者，方可得生，然多骨瘦皮干，津枯肉烁，经年善调，始复未病之体。实缘医者于此一症，茫然不识病之所在，用药不当，邪无从解，流连展转，莫必其命。昌之目击心伤者久之，兹特出手眼，以印正先人之法则，祈以永登斯人于寿域，后有作者，谅必不以为狂诞也。

　　品按：《六书》补敬堂序云：冬伤于寒，春必病温，原载在《内经》，一见于《生气通天论》，再见于《阴阳应象论》①。盖伤言内伤，寒指令气，谓太阳主令之时，精失闭藏，有违圣度，水脏不胜寒肃而受伤。冬不即病者，以我政当权，尚可御侮，且肾气畏冷，缩伏胃中，至于春则时退气泄，热既耗其液，木复盗其精，故略感微邪，便为温病。推其得温之由，实冬不藏精之所致。《金匮真言》②直指之曰，"精者，身之本也，藏于精者，春不病温"，其理愈著。乃王叔和错会厥旨，竟以温病在春，悉本冬月皮肤触寒而来，自晋至今，盲以传盲，诳愚惑俗，时医囫囵读之，不辨字义，混温与瘟而一之。呜呼！春温致疾，举世模糊，无时无瘟，谁其知者？瘟疫之衔冤枉命，殆千有四百余年。品常取前论而参考之，而知冬气严寒正是万物收藏之候，乃施泄无度，则肾脏空虚，寒邪乘虚深入，杳③无出路，及大地阳回，生机萌动，略感微寒，隐隐吸引伏匿④之邪，乘春窃发。是冬

---

① 《阴阳应象论》：即《阴阳应象大论》。
② 《金匮真言》：即《金匮真言论》。
③ 杳：底本漫漶不清，据大成本补。
④ 匿：底本漫漶不清，据大成本补。

伤于寒者，原因冬不藏精而寒邪才^①得直入肾脏以伤之，并非叔和所称温病在春悉本冬月皮肤触寒，邪在肌肤，而竟久藏于肌肤，遇春而发之谓矣。今查嘉言此论，亦有冬伤于寒，邪藏肌肤，即邪中三阳之语，似亦仍是叔和见解，未能抉取冬伤于寒之真正根源，以畅发《内经》奥旨。兹以病源不可不清，故特引前论，赘以数语，揭明于首，俟后之学者详参而会其意焉。

温证上篇

将冬伤于寒，春必温病，定为一例。

喻嘉言曰：冬伤于寒，感春月之温气，病由肌肤而始发。肌肤者，阳明胃经之所主也。久郁之热，一旦发出，而外达于阳明、太阳：有略恶寒而即发热者，有大热而全不恶寒者，有表未除而里已先实者，有邪久住太阳一经者，有从阳明而外达于太阳者，有从太阳复传阳明不传他经者，有自三阴传胃腑者，有从太阳循经遍传三阴，如冬月伤寒之例者。大率太阳、阳明二经，是邪所蟠据^②之地。在太阳，则寒伤营之症十不一见；在阳明，则谵语、发斑、衄血、蓄血、发黄、脾约等证每每兼见。而凡发表遏热之法，适以增溢病之困阨^③耳。况于治太阳经之证，其法度不与冬月相同。盖春月风伤卫之症或有之，而寒伤营之证则无矣。且由阳明而达太阳者，多不尽由太阳而阳明、少阳也。似此，则温证之分经用法比之伤寒，大有不同。而世方屈指云：某日某经，某日传经已尽，究于受病之经，不

---

① 才：底本漫漶不清，据大成本补。
② 蟠据：盘踞。
③ 阨：通"厄"。

能摸索，以求良治，所谓一盲而引众盲，相将入火坑也。

按：温热病，亦有先见表证而后传里者。盖温热自内达外，伏藏之邪才得外泄，遂复还里而成可攻之证，非比伤寒从表而始，故误攻而生变者多。温证未必从表始，故攻之亦不为大变，盖郁热必从内泄为易也。

按：温热病，表症间见，而里病为多，故少有不渴者，法当以治里为主，而解肌兼之，亦有治里而表自解者。

再按：温病，或有新中风寒者，或有表气虚不禁风寒者。卫虚则恶风，营虚则恶寒，又不可因是遂指为非温病也。然即有之，亦必微而不甚，除太阳一经，则必无之矣。

再按：春温之证，由肌肉而外达于皮肤，则太阳膀胱经之邪传自阳明胃经。与冬月外受之风寒，始先便中太阳而伤其营卫者，迥乎不同。故仲景但言卫气不与营和，其无太过可知。夫既卫不与营和，当用麻黄，乃但用桂枝者，可见温证中发汗之法皆用解肌。盖久郁之邪，一解肌则自散，若大汗而重伤津液，反变起矣。此先圣用法之大关也。

再按：仲景治温证，凡用表法，皆用桂枝汤，以示微发于不发之意也；凡用下法，皆用大承气汤，以示急下无所疑之意也。不知者，鲜不以为表在所轻，而里在所重，殊大不然①，盖表里无可渐轻。所以然者，只虑热邪久据②阳明，胃中津③液先伤，故当汗而惟恐过于汗，反重伤其津液，当下而惟恐不急于下，以亟存其津液也。

---

① 然：底本漫漶不清，据大成本补。

② 踞：原作"据"，据文义改。

③ 津：底本漫漶不清，据大成本补。

温证中篇

将冬不藏精，春必温病，分为一例。

喻嘉言曰：人身至冬月，阳气潜藏于至阴之中。《内经》教人于此时，若伏若匿，若已有得，重藏精也。若伏者，若抱雏养蛰，不遑食息也；若匿者，若逋逃隐避，不露踪迹也；若已有得者，韬光铲采①，绝无觖②望也。此何如郑重耶？故谓冬不藏精，春必病温。见病所由来，为一定之理，必然之事，其辞甚决。盖以精动则关开而气泄，冬月关开气泄，则寒风得入之矣。关屡开③，则气屡泄，则寒风屡入之矣。而肾主闭藏者，因是认贼作子，贼亦无门可出，弥甚相安。及至春月，地气上升，肝木用事。肝主疏泄，木主风，于是吸引肾邪勃勃内动，而劫其家宝矣。然邪入既深，不能遽出，但觉愦愦无奈。其发热也，全在骨髓之间，自觉极热，而扪之反不烙手。任行表④散，汗出而邪不出，徒伤津液，以取危困。

按：仲景谓发汗已，身灼热者，名曰风温。此语将冬不藏精⑤之温证形容殆尽。盖凡外感之邪，发汗已，则身热自退，乃风⑥温之症。发汗已，身始灼热者，明明始先热在骨髓，发汗已，然后透出肌表也。

客有难昌者曰：《内经》论冬伤于寒，寒邪深入，感春月之温气始发，故名曰温病，未尝言寒毒藏于骨髓。今谓冬不藏精

---

① 铲采：意谓"韬光养晦"。

② 觖：通"快"。

③ 开：原脱，据《尚论后篇》补。

④ 表：底本漫漶不清，据大成本补。

⑤ 精：底本漫漶不清，据大成本补。

⑥ 风：大成本作"感"。

者，寒邪藏于骨髓，或未尽然耶？昌应之曰：此正《内经》之言，非余之臆说也。黄帝问：温疟舍于何脏？岐伯曰：温疟得之冬中于风，寒气藏于骨髓之中，至春则阳气大发，邪气不能自出，因遇大暑，脑髓烁，肌肉消，腠理发泄，或有所用力，邪气与汗皆出。此病藏于肾，其气先从内出之于外也。如是者，阴虚而阳盛则热矣，衰则邪气复反入，入则阳虚，虚则寒矣。故先热而后寒，名曰温疟。由是观之，温疟且然，而况于温病乎？客始唯唯。

品按：此一问答，引《内经》温疟得之冬月中寒，以明春温系冬不藏精，寒邪藏于骨髓之义，论甚透辟。盖温疟之证，与瘟疫小异大同，常见诸凡疟疾，因邪气深藏，不能透达，或每日一发，或间一日、间二三日一发。医家以温经散邪，并取用草果、槟榔、厚朴、知母，如吴氏所立达原饮之类，往往应手取效。兹谓温疟且然，况乎温病，洵属透宗之语。可见疟与春温均系冬月风寒藏于骨髓，见证虽异，受病则同。品前于总论下，驳正冬伤于寒乃是邪藏肾脏[①]，并非邪藏[②]肌肤。细玩此番问答，彰明较著矣。

仲景原文：少阴病，始得之，反发热脉沉者，麻黄附子细辛汤主之。

昌按：脉沉，病在里也，而表反发热，则邪虽在表，而其根源实在里。在里之邪，欲其尽透于表，则非专经之药不可。故取附子、细辛，以匡麻黄，为温经散邪千古不易之正法。

---

① 肾脏：底本漫漶不清，据大成本补。
② 邪藏：底本漫漶不清，据大成本补。

麻黄附子细辛汤

麻黄　附子　细辛

麻黄附子甘草汤

即前方除去细辛，加甘草。

仲景原文：少阴病，得之二三日，麻黄附子甘草汤微发汗。以二三日无里证，故微发汗也。

昌按：麻黄主散邪，附子主温经，二者皆大力之药也。前证发热脉沉，则表里俱急，惟恐二物不胜其任，更加细辛之辛温，取其为少阴引经之药，而又有辛散之能，以协赞二物，共建奇功也。此云无里证，非是并脉沉嗜卧等证俱无也，但无吐利、躁烦、呕渴之证耳。似此则表里俱不见其急，而麻黄、附子二物尚恐其力之太过，故不用细辛以助之，而反用甘草以和之也。谨并制方之意，呕心相告，凡治冬不藏精之温证，始发二三日间，请决择于斯二方焉。

品按：冬不藏精，肾虚而寒邪深入，至春发为温病，已于总论下揭明，其取用麻黄、附子二汤，实为对的发矢之治。盖寒气深入肾阴之底已几越月，邪正久已相安，非猛烈雄健、单刀直入之附子，趁其机缄初剖，极力搜除，犹恐有不能廓清之虑。附子乃纯阳药品，才入阴脏，则混合水底之寒邪便无容身之地矣。再者，寒邪久已深入，出则必有四达通衢，庶不傍岭依山，另为巢窟。今有细辛以引其出走之路，麻黄以开其出走之门，然后一切贼邪尽数涌出，始得脱然而解。此嘉言取用此二方之微妙意旨也。世之操医柄者，凡遇冬不藏精，至春温病，而兼染时行疫气者，或现患瘟疫之人而系冬不藏精者，果其脉沉微，背恶寒，手足冷，骨节痛，呕渴自利，目闭心烦，身热蜷卧，小便清白，气不足以息，言不足以听，亟宜细察病情，按照阴分用药，切勿稍事担延，草菅人命。

温证下篇

将冬伤于寒，又冬不藏精，至春月同时病发，分为一例。

喻嘉言曰：冬伤于寒，又冬不藏精之人，肾中阳气不鼓，精伏①不得上升，故枯燥外见，才用附子助阳，则阴气上交于阳位，如釜底加火，则釜中之气水上腾而润泽有立至者。昌常治金鉴一则，先以麻黄附子细辛汤，温法及汗法一药同用，两解其在表阴阳之邪；次以附子泻心汤，温法及下法一药同用，两解其在里阴阳之邪，而收功反掌。盖舍二法，别无他法也。设汗药中可不用温，下药中可不用温，是与治伤寒之法无差等矣。

附子泻心汤

大黄二两　黄连　黄芩各一两　附子一枚

昌按：冬伤于寒，又不藏精，春月病发，全似半表半里之症，乃以半表半里药治之，病不除而反增，所以者何？此证乃太阳、少阴互为标本，与少阳之半表半里绝不相涉也。然随经用药，个中之妙，难以言传。盖两经俱病，从太阳汗之则动少阴之血，从少阴温之则助太阳之邪。仲景且谓其两感于寒者，必不免于死，况经粗工之手，尚有活命之理耶？所云治有先后，发表攻里，本自不同，此十二字秘诀，乃两感传心之要，即治温万全之规。

再按：温证用药，全在临时较量。果其阴盛阳微，即以温

---

① 伏:《尚论后篇》作"液"。

为主；果其阳盛阴微，即以下为主；果其阴阳错杂，温下两有所碍，则参伍以调其偏胜为主也。

再按： 伤寒传经之邪，先表后里；伤寒直中阴经之邪，但先其里。温证之邪，里重于表；两感之邪，表里不可预拟，惟先其偏重处。

假如其人阴水将竭，真阳发露，外现种种躁扰之证，加以再治太阳之邪，顷刻亡阳而死矣。是必先温其在经之阳，兼益其阴，以培阳之基，然后乃治其太阳之邪，犹为庶几也。此则与少阴宜温之例合也。

又如其人平素消瘦，兼以内郁之邪灼其肾水，外现鼻煤、舌黑种种枯槁之象，加以再治太阳，顷刻亡阴而死矣。是必急下以救将绝之水，水液既回，然后乃治太阳之邪，犹为庶几也。此则与少阴宜下之例合也。

又如其人邪发于太阳经者，极其势迫，大①热恶寒，头疼如劈，腰脊、颈项强痛莫移，胸高气喘，种种危急，温之则发斑发狂，下之则结胸谵语，计惟有先从太阳经桂枝之法解之。解已，然后或温或下，以去其在阴之邪也。此则当用太阳经之表例，而与少阴可汗之例略同也。讵非先后攻发之可预拟者耶？但两感伤寒之攻里，单取攻下，原不兼温，而两感温证之里，亡阳之候颇多，不得不兼温与下而并拟之也。此又变例而从病情者也。

按： 仲景用桂枝以和营卫而解肌，此定例也。不但为太阳经中风之本药，即少阴经之宜汗者，亦取用之。其最妙处在用芍药以益阴而和阳。太阳经之营卫，得芍药之酸收，则不为甘

---

① 大：原作"太"，据《尚论后篇》改。

温之发散所逼而安其位也。至若少阴，则更为阴脏而少血，所以强逼少阴汗者，重则血从耳目口鼻出而厥绝可虞，轻亦小便不利而枯涸可待。用药自当比芍药之例，而倍加阴药以益阳。昌每用桂枝，必加生地[①]，以佐芍药之不逮，三十年来，功效历历可纪，盖得比例之法也。仲景于冬月太阳中风之证而用桂枝为例，不为春月之病温者设也。春月病温，用桂枝势必佐之以辛凉，而不藏精之温，属在少阴，不得不用桂枝之温解之，以少阴本阴标寒，邪人其界，非温不散也。岂惟桂枝，甚则麻黄、附子，在所必用，所贵倍加阴药以辅之，如芍药、地黄、猪胆汁之类是也。今人未达此理，但知恶药性之温，概以羌活、柴、葛为表，则治太阳而遗少阴，屡表而病不除，究竟莫可奈何，而病者无幸矣。

温疟主治

温疟病，脉尺寸俱盛，先热后寒者，宜小柴胡汤。

先寒后热者，宜小柴胡加桂汤。

但寒不热者，宜柴胡加桂姜汤。

但热不寒者，宜白虎加桂汤。

有汗，多烦渴，小便赤涩，素有瘴气，及不服水土，呕吐甚者，宜五苓散。

温毒主治

温毒为病最重，温毒必发斑，宜人参白虎汤。

竹叶石膏汤 三黄石膏汤加竹叶，见五卷。

---

① 必加生地：原脱，据《尚论后篇》补。

玄参升麻汤

黑膏清气凉血，方见五卷。

温疫主治

温疫病，阳脉濡弱，正虚也；阴脉弦紧，邪实也。正虚邪实，则一团外邪内炽，莫能解散，病固缠身为累。而目前不藏精之人，触其气者，染之尤易，所以发表药中宜用人参，以领出其邪。《寓意草》[①]中论之已悉，兹不复赘。

喻论总按

喻嘉言先生《尚论》，春温定为三大例：一遵《内经》冬伤于寒，春必病温；一遵《内经》冬不藏精，春必温病；一将冬伤于寒，又冬不藏精，至春月同时病发，例于两感。此皆冬月触犯寒邪，深入肾脏，至春而发之温证也。冬月所感之邪，久藏肾脏，非比冬月新感暴寒，可以表散，故三例中但取用桂枝解肌，麻黄附子细辛[②]温经而带发表，深戒用下。其所以论证论治之处，似乎与吴氏不同矣。然而，上篇诸论，意在解肌，即吴氏邪气浮越三阳经，而用羌活、柴胡、干葛之义也；中篇诸论，意在温经散邪，即吴氏或云久病先亏，或云本气虚寒，或云先虚后实，或云元气衰微，真阳不足，而用补泄兼施，七成汤参、附养营之义也；下篇诸论，意谓阴盛阳微，以温为主，阳盛阴微，以下为主，果其阴阳错杂，温下两有所碍，则参伍以先调其偏重处，即吴氏

---

① 《寓意草》：清代喻昌撰著，凡一卷，初刊于明崇祯十六年（1643）。
② 麻黄附子细辛：即麻黄附子细辛汤。

病有表里虚实不同，证有迟速轻重不等，治有先后缓急之义也。兹取二氏明论，合而成书，病虽稍异，而温与瘟之症候愈明，症各不同，而温与瘟之治法益显。后之学者，果其遇春温而参之以吴氏之论，遇瘟疫而更参之以喻氏之言，融会贯通，圆机活泼，自能按病检方，对症发药，百发百中，万举万全，夭札之患可以鲜矣。然则此一刻也，虽为品平日救人之宿愿少酬，亦未必非此后生民之大幸也。

附风温湿温等证

品按：各种温证，俱感冒四时不正之气者也。非比瘟疫，触犯天地间别是一种疠气，邪从口鼻而入，匿于伏脊膜原，及其发作，较之诸温为尤甚。今瘟疫一症，业已剖别详明，而各种温病自应逐条阐发，兹于从前各书逐细搜求，将凡属温字名目者，一并采集，指示分明，俾后学者有所遵循，得以审症用药，察病抢方。

再按：从前医书以温疫症谓之为伤寒，皆以治伤寒之法治之者，即系此等病证，今并指明。

一曰冬温。冬月天气寒冷，乃有非时之暖，躁暴郁蒸，搏而为病，名曰冬温。与春秋暴寒暴温，总谓之时行气。一切外证，悉与伤寒相似，但脉虽浮而中按甚数。太阳证，宜葳蕤汤、九味羌活汤加减；阳明证，柴葛解肌等汤；少阳证，小柴胡汤里加大黄。重者，双解散、调胃承气等汤之类。

一曰春温。详见第四卷喻嘉言《尚论》三例中。

一曰风温。太阳病，发汗则身凉，如发汗已，身犹灼热者，名曰风温。其证喘渴多睡，四肢不收若瘫痪，然缘当春温气大行，又感不正风邪所致。惟风伤卫，故四肢不收，形同瘫痪；

惟风伤气，故神昏而鼻息不利，语言謇涩，身热自汗，多眠。治在心火、肝木二经，忌汗、下、针。误汗则身必灼热，甚则烦渴谵黄；下则遗溺；针则耳聋。但宜清解肌表，葳蕤汤、败毒散或小柴胡加桂枝微汗之。渴者，瓜蒌汤。喘者，金沸草散加杏仁。误汗，防己黄芪汤救之。谵语独语，及直视遗尿者，难治。

一曰湿温。春夏之间，或天时淫雨，或晦室阴浓，或澡浴卧地涉水，湿气相侵，又伤暑气，暑湿相搏，发为温病，名曰湿温。其症头痛身重，胸满妄言，壮热自汗，两胫逆冷，甚则遍体如冰。此病治在心脾，切禁发汗。若再发汗，令人呕、聋、身变青色，不语，名曰重暍^①，不治。宜茯苓白术汤胜湿。溺涩便利者，五苓散、除湿汤；脏滑者，术附汤；暑胜壮热，二便涩者，香茹饮；便闭渴谵，白虎加苍术汤，或少加官桂。

一曰温疫。三四五月，天时晴暖，酷热炎蒸，人被暴热所伤，发为温病，名曰温疫。此皆时行不正，即各书指为热病、热疫者也。伤之者，头痛脊强，身发热而不恶寒，口大渴，日晡益甚，面红舌刺，胸膈饱闷，二便涩闭，谵语妄言，甚则掀弃衣被，扬手掷足，如癫如狂，逾垣上屋，脉则实大洪数，与吴氏所指瘟疫相类。治法：先宜栀子升麻汤、不换金正气散、达原饮、败毒散。半表里者，桔梗汤、三消饮、大柴胡汤、双解散、水解散；烦躁者，竹叶石膏汤、凉膈散、白虎加人参汤；入里躁甚者，黄连解毒汤、三黄石膏汤、调胃承气及大小承气等汤，俱可按证选用。

---

① 重暍：病名。指湿温发汗误治耗伤阴津而致之危重疾病。

一曰寒疫。夏至至秋分，大热大燥之时，陟①行寒肃之令，是天时不正，阴气反逆，阳气为寒所折，发为温病，名曰寒疫。其症头疼身痛，洒淅恶寒，翕翕发热，胸满无汗，手足或冷。三月四月，阳气尚弱，为寒所折，病热犹轻。五月六月，阳气已盛，为寒所折，病热则重。七月八月，阳气已衰，为寒所折，病热亦微。伤之者，其症与温暑相似，而治则殊者，温暑伏寒自内而发，寒疫之邪自外而入，宜调中汤为主，随时候、寒热、轻重，而以辛凉辛温之药加减调治。盖折者，折抑阳气，郁而为热也。若感之轻而阳气不为所折，未至发热者，但当于感冒药中求之。

一曰晚发，亦名温病。缘冬伤于寒，或冬不藏精，寒邪深入脏腑，至春阳气盛行，毛窍疏松，伏邪自内而发。自立春至夏至病之，发于此时者曰春温。自夏至至立秋，病因湿热而发者曰晚发；自立秋至处暑，病因燥热而发者亦曰晚发。其病头痛壮热，自汗胸满，眼赤面红，神昏谵妄，大小便闭，一切脉证俱与各温证相同。此须按时令、参运气用药：大概表宜十神汤、败毒散、栀子升麻汤；半表里，六神通解散、小柴胡加芒硝汤、大柴胡汤加生地及防风通圣散；纯入里者，用三承气等汤。照各温证之法，仍从下夺。

一曰过经不解。缘伤寒病六日，传遍六经，发汗解肌后，其病不愈，十二日又传遍六经，或和或下后，其病又不愈，是谓过经。过经者，亦曰温病。此证外邪已传两遍，内外交征，正气虚衰，不可复汗复下，要随表里轻重，以小柴胡汤随证加减调治。若得神气渐爽，潮汗渐微，二便稍调，水饮渐进，脉

---

① 陟：疑当作"陡"。

缓安睡者，邪未净，正未复耳，参胡芍药汤调之。若十三日以来，外证全然不减，仍是头眩目眵、潮汗口渴、胸膈痞满、语言谵妄、二便涩秘、神识昏迷，已成坏症矣。脉乱发躁，尺寸陷者危，鳖甲散救之。

附坏症考

太阳病已汗、吐、下及温针不解，正气已虚，邪气留滞，精神衰惫，神识昏迷者，曰坏症。又过经不解，及瘥后虚羸少气，呼吸不利，心神恍惚者，曰坏症。又伤寒病邪未退，或重感寒，变为温疟；或重感风，变为风温；或再感湿热，变为温毒；或重感疫气，变为瘟疫。以上四般，俱曰坏症。病情感受不一，证候变易不常，必审其犯何，逆以治之。大概表证多者，知母麻黄汤；半表者，小柴胡汤加丹皮、赤芍，温胆汤加人参、麦冬、柴胡；余热不解者，参胡芍药汤加知母、泽泻；大渴者，天水散、乌梅煎汤调服；虚烦者，竹叶石膏汤；诸药不效者，鳖甲散，或如意丹、人中黄丸。

一曰温毒。凡伤寒、瘟疫并各种温病，初感外邪，未得解散，留滞经络、肌肉、脏腑，杳无出路，常于颈项、胸胁、腰膝、胯胫中忽然焮肿，或小如李实，或大而覆杯，坚硬红晕[①]，痛如锥刺，畏寒作热，脑闷头昏。当此之时，急宜玄参升麻汤，人参败毒散加荆、防、银花，升麻葛根汤加玄参、紫草、银花、赤芍，及四妙汤之类，使其从外消散。若毒在脏，口渴鼻煤，舌焦目赤，胸膈胀满，谵语妄言，二便壅闭，人事昏沉，即用黄连解毒汤，及调胃承气加黄连、银花、赤芍、生地、丹皮，

---

① 晕：原作"荤"，据文义改。

或玄明粉散及大小承气等汤下之。如已汗已下，毒仍不解者，黑膏同活龙散主之。溃后，拔毒呼脓，敛口生肌^①，一概宜从外科法。

再按： 医书所载，伤寒阳证发斑谓之阳毒，春温发斑谓之温毒，夏热发斑谓之热毒，时行与瘟疫发斑谓之时毒。名虽不同，同归于热，按此则但凡斑疹悉以毒称。其各般㿖肿并块核斑纹，及肢体发生多枚起凸成串，俗称为伤寒流注。发颐者，皆莫非外邪留滞经络、肌肉、脏腑，未曾解散之故耳。一切治法，具载本卷诸法诸方之内。

以上各种，俱系温证，名目与吴氏瘟疫一症最相混淆，极易令人错误，兹于春温证后一一指明，有心斯道者，尚其知所从事焉。

风温湿温等症方

冬　温

九味羌活汤　治感伤风寒及四时不正之气，并温病热病，随证加减。

羌活　白芷　防风　甘草　黄芩　生地　苍术　川芎
细辛

姜、葱为引。

柴葛解肌汤　治感伤风寒及四时不正之气，病在阳明，用此清肌解表，疏邪退热。

柴胡　干葛　白芍　黄芩　羌活　桔梗　白芷　甘草
水煎，温服。

---

① 肌：原作"饥"，据文义改。

双解散 即防风通圣散合益元散，即天水散。见后生水法内。姜、葱、豆豉煎服。治伤风寒暑湿，并痫、痉、惊悸、渴、秘、狂谵一切温疫证候。

风温葳蕤汤 治风温喘急，头痛身热，语言謇涩，自汗，四肢不收，甚者如痫，内外烦躁等症。冬温、春温亦宜。

葳蕤二钱五分　石膏三钱　葛根二钱　羌活　白薇　青木香
杏仁各一钱　川芎　甘草五分

水煎，温服。

瓜蒌根汤 治风温喘渴，多睡，痰气喘促等症。

瓜蒌根　葛根　石膏各二钱　人参　香附一钱

水煎，温服。

金沸草散 治风温咳嗽多痰，上气喘促等症。

旋覆花　前胡　细辛　荆芥　赤苓　甘草　杏霜

姜、枣引。

防己黄芪汤 治风温误汗，恐致亡阳，以此救急。

防己　黄芪各二钱　白术①一钱五分　甘草七分

姜、枣引。

湿　温

茯苓白术汤 治湿温寒热，头目疼痛，胸满，妄言多汗，两胫厥冷等症。

茯苓　白术一钱五分　干姜一钱　桂枝八分　甘草五分

水煎，温服。

不换金正气散 治四时感冒风寒，时气瘟疫，山岚瘴气。

厚朴　陈皮　藿香　半夏　苍术各一钱　甘草五分

---

① 白术：原作"白木"，据《尚论后篇》改。

姜、枣煎服。

五苓散　治温侵脾土，小便赤涩，热结膀胱等证。

泽泻　茯苓　猪苓　甘草　白术　官桂

姜、灯心引。

除湿汤　治头痛身重，热渴狂谵，便涩足肿。此用风药以收湿气也。

羌活　防风　藁本　苍术　升麻

姜、枣引。

术附汤　治中湿，一身尽痛，发热身黄，躁急多烦，脉浮而缓者。

白术二钱　附子二钱　甘草一钱

姜三片、枣二枚引。

香薷饮　解暑气，除湿热。清暑除湿之要药。

香薷　厚朴　扁豆

加四君子汤并藿香、陈皮、木瓜，名十味香薷饮，能止霍乱、吐泻、转筋。

白虎加苍术汤　即白虎汤加苍术，或再加桂，乃治湿温之要药。

温　疫

栀子升麻汤　治温热病，虚烦潮热不止并晚发。病在太阳，不可大汗，宜此清肌解热。

生地　山栀　升麻　柴胡各一钱　石膏二钱

水煎服。

凉膈散　解上焦之火，清中下焦之热，郁蒸顿除，烦躁自止。

连翘　大黄　芒硝　栀子　黄芩　薄荷

加竹叶、生蜜同煎。

寒　疫

调中汤　时令大热，触冒暴寒，邪气从外而入，当视其寒热轻重，先调其中，然后随症加减。

葛根　黄芩　芍药　藁本　白术　桔梗　茯苓　甘草

水煎服。

晚　发

十神汤　治时行不正，并感伤风寒。

麻黄　干葛　升麻　川芎　白芷　紫苏　甘草　陈皮　香附　赤芍

姜、枣引。

六神通解散　治温疫因湿因燥而发，内外通解之剂。

苍术　石膏　滑石　黄芩　麻黄　甘草

姜、葱煎。

过经不解

参胡芍药汤　治伤寒十四日外，余热未除，脉息未缓，大便不快，小便黄赤，烦渴不睡，饮食不思，精神恍惚等证。

人参　柴胡　芍药　黄芩　知母　麦冬　生地　枳壳　甘草

姜二片引。

坏　症

知母麻黄汤　治时气，汗、吐、下、温针不解，及小柴胡汤罢而热不除，名为坏症，服此以取微汗即愈。

知母　麻黄　甘草　芍药　黄芩各一钱　桂枝五分

水煎，温服。

温胆汤　治瘥后一切虚烦不眠，气血不和，及食复、劳复等症。

半夏　枳实　陈皮　茯苓　甘草　竹茹

或加人参、麦冬、柴胡。姜、枣引。

竹叶石膏汤　治温疫病躁急虚烦，微汗口渴，神昏谵妄等症。

淡竹叶十余片　石膏三钱　人参一钱　甘草四分　半夏八分

麦冬一钱　粳米一撮

姜引。

温　毒

升麻葛根汤　治时行不正，用此解散温疫、温毒。

升麻　葛根　芍药　甘草

水煎服。

玄参升麻汤　治温毒初起，焮发肿痛，无论色红色白者并用。

玄参　升麻　甘草各三钱

加金银花二钱，水煎，温服。

黑膏　见后解斑毒法内。

四妙汤　治诸毒初起，肿痛异常，用此托里解热散毒。

黄芪三钱　甘草节一钱五分　金银花三钱　当归尾一钱五分

水煎，温服。

三物备急丸　治患温疫，伤于饮食油荤生冷，停积肠胃，腹胀、气急、痛满及中恶、客忤、卒暴诸证。崔氏以干姜易桂枝，名备急散，治同。

锦纹大黄　江子仁　川姜

三味等分为末，炼蜜和丸，如小豆大，每服一二丸，凉茶
吞下。

鳖甲散　治坏症诸药不效者。

鳖甲二甲　乌犀角一钱二分　前胡　生地　黄芩各一钱　枳壳
乌梅三个

水调服。

玄明粉散　治温疫发狂，身如火烙，齿黑舌刺，面赤眼红，
大便秘结等症。

玄明粉二钱　寒水石一钱五分　黄连二钱五分　辰砂一钱　珍
珠八分

共为末，用鸡子清一枚，白蜜一匙，新汲水调服。

活龙散　治四气不和，温疫大发，火毒燔炽，烦躁扰乱，
坐卧不宁等症。

活地龙四条即蚯蚓，洗净，研烂，入姜汁少许、蜂蜜一匙、
薄荷汁少计，和新汲井水调匀，徐徐灌尽，渐次凉快。若仍热
炽者，加片脑少许，未效再服，自然汗出而解。

人中黄丸　治四气不和，发为温疫、温毒，略经汗下不通，
结胸硬痛，喘促，热躁，狂乱等症。

大黄　黄连　黄芩　人参　桔梗　苍术　防风　滑石　香
附　人中黄

各等分，为末，神曲打糊为丸，梧桐子大，每六七十丸，
煨姜、灯心汤下。

如意丹　治各种温疫并阳毒脏毒，及大人小儿惊痫、顽麻、
瘫痪、淋疝，妇人瘀积蛊胀、崩漏，并诸般鬼邪、客忤、卒暴、

癫疯一切杂症。

川乌八钱 槟榔 人参 柴胡 吴萸 川椒五钱 白姜 茯苓 黄连 紫菀 川朴 肉桂 当归 桔梗 皂角 菖蒲各五钱 巴豆二钱五分

拣吉日修合，各取净末，炼蜜为丸，梧子大，朱砂为衣，每服三丸或五丸，用薄荷、生姜、灯心等项，随病用引。

卷五 治疫全书五^① 采录从前各医书脉症方法

卷五 治疫全书五[①] 采录从前各医书脉症方法

新建邑庠熊立品圣臣甫　编辑

表弟魏国义为质　参校

孙承统绍庭　校字

总　论

品按：春温、瘟疫，已取吴、喻二氏明论，合而成编，凡审症论治，允足为后人程式矣。但念轩岐以来，明贤代出，著书垂训，现已充栋汗牛，其论疗时疫，虽浑同伤寒立说，并无确论可遵，然其间亦多有辨症审脉、立法制方，切中病情，能拯民命之颠危，而建奇功于今古者。品复遍加采集，别类分门，汇成一卷，为后学认症诊脉、按法选方之一助。

瘟疫辨症九条

张仲景曰：太阳病，发热而渴，不恶寒者，为温病。

吴有性曰：瘟疫者，感天地之疠气，邪自口鼻而入，藏于膜原经胃交界，半表半里之所，稍遇感触而发。其发泄时，或游溢于三阳经，或入于胃，或表里分传。其所感天地疠气及病气尸气，无论老少强弱，触之即病，甚至沿门合境，共相传染。

张景岳曰：疫症无非外邪，但染时气，病无少长，率相似者，是即瘟疫之谓。

---

① 治疫全书五：原书无此五字，今为保证各卷标题统一而加。

《明医杂著》①曰：有一种时行寒疫，却在温暖之时，时值温暖而寒反为病。乃天时不正，阴气反逆，用药不可寒凉。

有一种天行温疫热病，多发于春夏之时，长幼相同，而气粗口臭、身轻恶热者。此感天地之厉气，当随时令、参运气而施治，宜用辛凉寒苦之药，以清热解毒。

《活人书》②曰：一岁之中，病无长幼，大③率相似，此则时行之气，俗谓之天行。王肯堂解云：时气者，乃夭疫暴疠之气流行。凡四时之令不正者，乃有此气行也。若人感之，则长幼相似而病，又能传染于人。

品按： 时疫一症，总是气候相传，乃细察其传染之由，其故不一。或由山岚瘴气横冲直犯，或因黄沙毒雾漫野迷空，或沟渠积秽多般，或土壤藏污过甚。天气严肃，则收敛闭藏，及其时令暄暖，燥暴郁蒸，则飞腾发越。风者，天地嘘吸之气，随风散漫，遍及方隅。人在气交之中，七孔空虚，口鼻为最，其气凭空而来，乘虚而入，受其毒者，发为疫病。发作之后，叫苦烦冤，颠连④无状，病者在床，侍者在侧，父母顾问，妻小扶持，饲水奉汤，浣衣涤垢，日复一日，秽气熏蒸，此难保其病气之不相传染者，一也。再如，其人既遭时疫，非治莫瘥，治之得法，固可安然，若投剂少

---

① 《明医杂著》：明代王纶（字汝言，号节斋）撰。凡六卷，成书于明弘治十五年（1502）。

② 《活人书》：原名《伤寒百问》，又名《南阳活人书》《类证活人书》《无求子活人书》等。全书二十卷，北宋朱肱撰，成书于北宋大观元年（1107）。是书重视证脉合参和辨证处方，强调伤寒与温病有别，并汲取汉以后方药以充实《伤寒论》证治，对《伤寒论》的发展起到了积极作用。

③ 大：原脱，据《活人书》补。

④ 颠连：痛苦不堪。

差，或延挨失治，不免于死。斯时燔柴卷席，殓骨瘗棺，臭味溢于房帏，秽气绵于第宅，触冒之者，因而致病，此难保其尸气之不相传染者，一也。又如，一人患病，旁议纷纭，或说鬼称神，求符请咒，延巫数辈，摆设铺张，通宵达旦，锣鼓喧闹，灯火辉煌，病家既忧戚不遑，神疲力倦，旁人惟荤酒是恋，伤食冒寒，每见连夜禳求，劳神伤食后，而次日家人邻戚辄致病起，此难保其病人之病必不致渐相传染者，又其一也。谚有之曰：伤寒无鬼，气候相传。又曰：祸福无门，惟人自召。其所以合境延门，无论老少强弱，而病如一般者，皆因其不识向避，并不能出以小心之故也。兹特略为指出，凡遇此等，尚其慎重而谨防之。

品按：瘟疫之病，症有多端，操医术者必须逐一审详，庶乎胸有成见。如大头、瓜瓤、探头、疙瘩四种，吴氏已曾论及。复查世俗所谓大头瘟者，巅如火热，头面腮颐肿似瓜瓠者是也。所谓蛤蟆瘟者，喉痹声哑，肚膨气促，颈筋胀大者是也。所谓瓜瓤瘟者，胸高胁起，心腹绞疼，呕汁如血者是也。所谓疙瘩瘟者，通身上下，结核成块，红肿如瘤者是也。所谓绞肠瘟者，脐筑湫痛，腹鸣干呕，水泄不通者是也。所谓软脚瘟者，膝胫冰冷，便清泄白，足重难移者是也。其症种种不同，究莫非疠气之所酿。

再查疠气以外，复有杂气，杂气为病，亦甚不一。或时众人疟痢斑疹，或时众人咳嗽痘疮，或时众人咽痛失音，或时众人目赤眼肿，或时众人霍乱呕吐，或时众人水泻便红，或时众人筋挛脚软，或时众人疥癞麻风。为病各各不一，皆为杂气之所致。

夫其所谓杂气者，乃风、寒、暑、湿、燥、火六气外，别有一种时行不正之气也。前条有触冒而即成瘟疫之疠气，亦是杂气中之一。盖一气止自成一病，每病止因于一气，其病有种种不同，因其气有各各不一。即如上件疟痢、痘疮、咳嗽、吐泻、咽痛、火眼、疥癞、麻风，皆因此时行杂气凭空而起，或则随风散漫，或则附湿浸淫，或同寒暑燥火郁蒸，既无形像声臭，又无定时定方，来而不知，感而不觉。触冒之者，各随某气之厚薄盛衰，专入人之某经络脏腑者，而专发为某病。以故一人患此病症，则众人之病症相同；一方有此病症，则合境之病症相仿。推之猪鸡牛马畜类皆然。在不达病源者，每值此气流行，动辄惊讶，竟云这般病症不知是发坏了哪一旬风，不知是落坏了哪几天雨。抑或者推求其故而不知，都只于风、寒、暑、湿、燥、火中猜疑摸索，而岂知天地间六气之外，又另有此一种天札暴疠之杂气，时常发越，濡染①伤残，故其为病有若是之最多，其为症有若是之最惨者耶！此义从前阐发者少，人自不知，予故于瘟疫辨症条下略为指出。究心斯道者②，请由是以一反三，殚精③而充扩其义类焉可也。

品按：病瘟之由，昔以为非其时有其气，春应温而反大寒，夏应热而反大凉，秋应凉而反大热，冬应寒而反大温，得非时之气，长幼之病相似，以为疫。余论则不然。夫寒热温凉乃四时之气，因风雨阴晴，稍为变易，假令秋热必多晴、春寒因多雨较之，亦天地之常事，未必成疫也。伤寒与中暑，感天地之常。瘟疫乃感天地之疠气，在岁有多寡，在

---

① 濡染：感染。
② 道者：底本漫漶不清，据大成本补。
③ 殚精：竭尽精思。

方隅有厚薄，在四时有盛衰。此气之来，无论老少强弱，触之即病，邪自口鼻而入，则其所容寄也。邪之所寄记，内不在脏腑，外不在经络，舍于伏脊之内，去表不远，附于胃，乃表里之分界，是为半表半里，即《针经》所谓横连膜原是也。胃为十二经之海，十二经皆都会于胃，故胃气能敷布于十二经中，而荣养百骸，毫发之间，弥所不贯。凡邪在经为表，在胃为里，今邪在膜原，正当胃交关之所，故为半表半里。其热淫之气浮越于某经，即显某经之症。如浮越于太阳，则头项痛，身热脊强，腰痛如折，发热恶寒，身体痛，脉浮紧；如浮越于阳明，则身热目痛，眉棱骨痛，鼻干不眠，脉洪长；如浮越少阳，则胁痛，耳聋，寒热，呕而口苦，咽干目眩，脉洪数。大概邪越太阳居多，阳明次之，少阳又其次也。邪之所着，有天行，有传染，所感虽殊，其病则一。凡①人口鼻之气，通乎天地之气，本气充满，邪不易入，本气适逢亏欠，呼吸之间，外邪因而乘之。昔有三人，冒雾早行，空腹者死，饮酒者病，饱食者不病，疫邪所着，又何异耶。若其年气来历，不论强弱，正气稍衰者，触之即病，则又不拘于此矣。其感之深者，中而即发；浅者，邪不胜正，未能顿发，或遇饥饱、劳碌、忧思、气怒，正气被伤，邪气始得张溢，营卫运行之机乃为之阻，吾身之阳气因而屈曲，故为病热始也。格阳于内，不及于表，故先凛凛恶寒，甚则四脚厥逆，阳气积，郁极而通，则厥回而中外皆热。至是但热而不恶寒者，因阳气之周也。此际应有汗或反无汗者，存乎邪结之轻重也。即便有汗，乃肌表之汗。若外

---

① 凡：原作"几"，据文义改。

感在经之邪，一汗而解，今邪在半表半里，表虽有汗，徒损真气，邪气深伏，何能得解？必俟其伏邪渐溃，表气潜行于内，乃作大战，邪气自内由膜中以达表，振战止而复热，此时表里相通，故大汗淋漓，邪从汗解。此名战汗，当即脉静身凉，神清气爽。汗而解者，即不药亦自愈也。若伏邪未清，所有之汗，不过卫气渐通，热亦暂减，逾时复热矣。其午后潮热者，至是郁甚，阳气与时消息也。自后加热而不恶寒者，阳气之积也。其恶寒或微或甚，因其人之阳气盛衰也。其发热或久或暂，或昼夜纯热，或黎明稍减，因邪之轻重也。瘟与疟仿佛，但疟不传胃，惟瘟乃传胃，始则皆先凛凛恶寒，既而发热，又非若伤寒发热而兼恶寒也。至于伏邪动作，方有变症，其变或从外解，或从内陷。从外解者顺，从内陷者逆。更有表里先后之不同：从外解者，有发斑，或战汗、狂汗、自汗、盗汗等症；从内陷者，有胸膈痞闷、心下胀满、腹痛、燥结便秘、热结旁流、协热下利、呕吐恶心、谵语、唇黄、舌黑苔刺等症。因症而知变，因变而知治，此言其大略也。

日月星辰，天之有象可睹。水火土石，地之有形可求。昆虫草木，动植之物可见。寒热温凉，四时之气，往来可觉，至于山岚瘴气，岭南毒雾，咸得地之浊气，犹或可察。而唯天地之杂气，种种不一，亦犹天之有日月星辰，地之有水火土石，气交之中有昆虫草木之不一也。草木有野葛、巴豆，星辰有罗、计、荧惑，昆虫有毒蛇、猛兽，土石有雄、硫、硇、信，万物各有善恶不等，是知杂气之毒亦有优劣也。然气无所可求，无象可见，况无声复无臭，何能得睹得闻？人恶得而知，气又乌得而知？其气之不一也。是气也，其来无时，其着无方，众人触之，各随其气而为诸病焉。或时众人发颐，或时众人头面浮肿，俗名大头瘟是也；或时众人目赤肿痛，或时众人呕血暴下，俗名为瓜瓤瘟、探头瘟是也；或时众人咽痛，或时音哑，俗名为蛤蟆瘟是也；或时众人瘿瘰，俗名为疙瘩瘟是也；或时众人疟痢，或为痹气，或为痘疮，或为斑疹，或为疮疥、疔肿。其病种种，难以枚举，大约偏于一方，沿门合户，众人相同者，皆时行之气，即杂气为病也。为病种种，是知气之不一也。盖当时适有某气，专入某脏腑某经络，或为之症也。此病不可以年岁四时为拘，盖非五运六气所即定者，是知气之所至无时也。或发于城市，或发于村落，他处安然无有，是知气之所着无方也。

瘟气者，于杂气中之一耳，但有甚于他气，故为病颇重，名之为厉气。虽有多寡不同，然无岁不有。至于瓜瓤瘟、疙瘩瘟，缓者朝发夕死，急者顷刻而亡，此在诸瘟之最重，几百年来罕有之症，不以常瘟并论也。至于发颐、咽痛、目赤、斑疹之类，其时偶有一二人所患者，虽不与众人等，然考其症，与某年某处众人所患之病纤悉相同，治法无异，此即当年之杂气，但目今所钟不厚，所患者少耳。此又不可以众人无有，断为非杂气也。况杂气为病最多，而举世皆误认为六气，即如误认为风者，如大麻风、鹤膝风、痛风、历节风、中风、肠风、厉风、痛风之类，概用风药，未尝一效，实非风也，皆杂气为病耳。至又误认为火者，如疔疮、发背痈、疳毒、气毒、流注、流火、丹毒，与夫发斑、痘疹之类，以为痛痒疮疡皆属心火，投芩、连、栀、柏，未尝一效，实非火也，亦杂气之所为耳。至于误认为暑者，如霍乱、吐泻、疟痢、暴注、腹痛、绞肠痧之类，因作暑症治之，未尝一效，与暑何与焉？至于一切杂症，无因而生者，并皆杂气所成也，从古未闻者何也？盖第杂气来而不知，感而不觉，仅向风寒暑湿之气求之，是舍无声无臭、不睹不闻之气，推察既错认病原，未免误投他药耳。刘河间作《原病式》，盖祖五运六气，谓百病皆源于风、寒、暑、湿、燥、火，是无出此六气为病，实不知杂气为病，更多于六气为病者百倍。盖六气有限，现在可测，杂气无穷，茫然不可测也。专务六气，不言杂气，为能包括天下之病情欤？

品按：伤寒与瘟疫，有霄壤之隔，今用三承气及桃仁承气、抵当、茵陈诸汤，皆伤寒方也，即用其方，必同其症，子何言之异也。曰：夫伤寒必有感冒之因，或单衣风露，或强力入水，或临风脱衣，或当筵出浴，随觉肌肉粟起，既而四肢拘急，恶风恶寒，脉浮而数。脉紧无汗为伤寒，脉缓有汗为伤风。至于瘟疫，初起厚①无感冒之因，忽觉凛凛，以后但热而不恶寒，然亦有有所触因而发者，或饥饱劳碌，或焦思气郁，皆能触动其邪，是促其发也。但不因所触，无故自发者居多，促而发者，十中之一二耳。且伤寒之邪自毛窍入，瘟疫之邪自口鼻入。伤寒感而即发，瘟疫多感久而后发。伤寒感邪在经，以经传经；瘟疫感邪在内，内溢于经，经不自传。伤寒感发甚暴，瘟疫多淹缠，二三日或渐加重，或淹缠五六日，忽然加重。伤寒初起，以发表为先；瘟疫初起，以疏利为主。伤寒投剂，得汗而解；瘟疫发散，虽汗不解。伤寒投剂，可使立汗；瘟疫汗解，俟其内溃汗出，自然

---

① 厚：诸本同，疑作"原"。

不可以期。伤寒解以发汗，瘟疫解以战汗。伤寒汗解在前，瘟疫汗解在后。伤寒发斑则病笃，瘟疫发斑则病衰。伤寒不传染，瘟疫传染。二者各自不同。其所同者，伤寒、瘟疫皆能传胃，至是同归于一，故皆用承气辈导邪而出。要之，伤寒、瘟疫始异而终同也。夫伤寒之邪，自肌表一逐传里，如浮云之过太虚，原无根蒂，惟其传法始终有进而无退，故下后皆能脱然而愈。瘟疫之邪，始则匿于膜原，根深蒂固，发时与营卫交并，客邪经由之处，营卫未有不被其伤者，因其伤，故名曰溃。然不溃则不能传，不传则邪不能出，邪不出则疾不瘳，故瘟疫下后，多有不能顿解者。盖瘟邪每有表里分传者，一半向外传，则邪留于肌肉，一半向内传，则邪留于胃家。邪留于胃，故里气结滞，里气结，表气因而不通，于是肌肉之邪不能即达于肌表。下后，里气一通，表气亦顺，向者郁于肌肉之邪，方能尽发于肌表，或斑或汗，然后脱然而愈。伤寒下后，无有此法。虽曰终同，及细较之，而终又有不同者矣。或曰：伤寒感天地之正气，瘟疫感天地之戾气，气既不同，俱用承气，又何莤①之相同也？曰：风寒瘟邪二者，与吾身之真气势不两立，一有所着，则气壅火积。气也，火也，邪也，三者混一，与之俱化，失其本然之面目，则均为之邪矣。但以驱逐为功，何论邪之同异也。譬如初得伤寒为阴邪，闭藏而无汗，伤风为阳邪，开发而多汗，始有桂枝、麻黄之分，原其感而未化也。传至少阳，并用柴胡，传至胃家，并用承气，至是亦无复有风寒之分矣。

---

① 莤：同"莫"。何莫，犹何不。

瘟疫脉法五条

刘河间曰：何以知其为传染？脉不浮者是也。若脉浮，即兼新中风寒。

又曰：凡伤寒、疫疠之病，何以别之？盖脉不浮者，是传染之疫症也。

《证治准绳》曰：瘟脉无名，随见诸经，未汗宜强，虚缓伤生。

《景岳全书》曰：凡瘟脉洪大滑数，而数中兼缓者易治。脉虽浮大，而按之无力者难治，或补兼表。

《六书》补敬堂注曰：万类冬月潜藏，畏冷故也。伤精之人，其阳必虚，肾气无阳以嘘，亦畏冷而就暖于胃，待大地阳和满布，此人身之肾气始伸而复其位。从前只伤及经者为阴邪，发则为伏气，兼伤入脏者为阳邪，发则为温病。伏气脉弱者多，总不似瘟疫，脉不浮不沉、中按独数之迥异也。

治疫诸方五十四方，按四条

人参败毒散　治四时瘟疫通用。

羌活　独活　前胡　柴胡　川芎　茯苓　枳壳　桔梗　甘草　人参

如加荆芥、防风，名荆风败毒散。疮毒亦用。

注曰：嘉靖己未，五六七月间，江南淮北在处[①]患时行瘟热病，沿门阖境传染相似，用本方倍人参，去前胡、独活。服者尽效，全无过失。万历戊子、己丑年，时疫盛行，凡服本方

---

① 在处：犹处处。

发表者，无不全活。又饥馑兵荒之余，饮食不节，起居不常，致患时气者，宜同此法。

喻嘉言释曰，昌按：彼时用方之意，倍加人参者，以瘟气易染之人，体必素虚也。其用柴胡即不用前胡，用羌活即不用独活者，以体虚之人不敢用复药表汗也。饥馑兵荒之余，人已内虚久困，非得人参之力以驱邪，邪必不去，所以服此方者无不全活。今崇祯辛巳、壬午，时疫盛行，道殣相藉^①，各处医者发汗和中药内惟用人参者，多以活人。更有发斑一证最毒，惟用人参入消斑药内，全活者多。此人人所共见共闻者，而庸愚执着不用人参，致病不起，诚可哀也。

人参败毒加味散　即本方加黄芩、大黄、薄荷、生姜四味，治瘟疫初起一二日，身热头痛，舌白或黄或渴。此药表里兼行，服药后热退一二日，究非全愈，因浮越三阳经之邪将罢，而陷入胃腑之邪未清，又或口渴舌黄，津液枯槁，眼赤面红，二便秘涩，热仍如前。脉沉数有力者，用桔梗汤加大黄微利之。若或发狂谵语，昏冒躁扰不宁，再加芒硝，名凉膈散。或三黄汤丸攻之。

桔梗汤　治上焦热，脉洪数，无汗多渴者。此方取用桔梗载药上行，以治胸膈，并浮越阳经之热，用大黄以通胃中结滞。

黄芩　连翘　生栀子　薄荷　竹叶　甘草　桔梗

加大黄。

三黄丸　治三焦热症。

大黄　黄芩　黄连^②

---

① 道殣相藉：原作"道仅相籍"，据文义改。
② 黄连：底本漫漶不清，据大成本补。

各等分为末，蜜丸，服三四钱，视热轻重加减。不如用汤者最速。

清瘟解毒汤　此方治初起瘟疫，四时伤寒头痛，憎寒发热，呕吐恶心，咳嗽痰疾，气喘，面红目赤，咽喉肿痛，其效如神。凡遇四时不正之气与瘟疫流行之候，有病者固当服之，无病之人预服一二剂，百病不生。此方乾隆三年奉部颁发，山东、满洲官兵百试百验。

川芎一钱　黄芩一钱　赤芍一钱　连翘一钱，去心　花粉一钱　桔梗一钱　白芷一钱　羌活一钱　葛根一钱　玄参一钱　淡竹叶一钱　柴胡一钱五分　生甘草三分

引加生姜三片。水三钟，煎一钟，不拘时服。若审系时疫，至三四日胸满口渴、舌苔焦黄、狂言、便秘，可加枳实、酒大黄、川朴微利之，亦表里两解之法也。

大柴胡汤

柴胡　黄芩　半夏　枳实　大黄　芍药

大枣、干姜引。

小柴胡汤

柴胡　半夏　人参　甘草

加芒硝。姜、枣引。

水解散　治天行二三日，头痛壮热。

甘草二两　白芍二两　大黄三两　黄芩三两　桂心二两　麻黄四两

水姜煎服。

防风通圣散　治蛤蟆瘟，证属风热者。

防风　川芎　当归　白芍　连翘　薄荷　麻黄　石膏　桔梗　黄芩　白术　栀子　荆芥　滑石　大黄　芒硝　甘草

上锉一剂，生姜、葱白水煎，温服。

三黄石膏汤　治瘟毒表里俱盛，五心烦热，两目如火，鼻干面赤，口渴，舌刺，谵妄发狂。

石膏　黄芩　黄连　黄柏　山栀　麻黄　淡豆豉

每服一两，姜、枣、细茶一撮煎热服。

二圣救苦丸　治瘟疫，不论传经过经，俱可服。

锦纹大黄四两，酒拌，蒸，晒干　牙皂二两，如猪牙者

二味俱为末，打稀糊为丸，绿豆大，每服五七十丸，冷绿豆汤送下。

万历丙戌春，大梁地方瘟疫大作，士民多毙，间巷相染，甚至灭门。其症头疼身痛，憎寒壮热，头面颈项赤肿，昏愦谵狂等证。发一秘方，名二圣救苦丸，用牙皂以开关窍而发其表，大黄以泄诸火而通其里。一服即汗，一汗即愈。但人禀之稍①者，百发百中；其虚弱者，先以人参败毒散，轻者即愈，如未愈，用牛蒡芩连汤，可收全功。

牛蒡芩连汤　治积热在上，头顶肿起，或面肿，多从耳根上起，俗曰大头瘟。并治烟瘴。

黄连酒炒，一钱五分　黄芩酒炒，二钱五分　桔梗一钱五分　连翘　牛蒡子　玄参各一钱　大黄酒炒　荆芥　防风各三钱　石膏一钱五分　甘草一钱

生姜一片，水煎，食后细细呷，温服。每药一剂，做二十次服，常令药气在上，勿令饮食在后也。

内府仙方　治头顶肿起，大头瘟病，蛤蟆瘟病。

僵蚕二两　姜黄二钱五分　蝉蜕六钱五分　大黄四两

---

① 稍："稍"字后疑脱"壮"字。

共为细末，姜汁打糊为丸，重一钱一枚。大人一丸，小儿半丸，蜜水调服，立愈。

又方：用福建靛花三钱，烧酒一钟，鸡子清一个，入内打匀吃下，不时而愈。肿即消，神方也。

又方：用僵蚕一两，大黄二两，共为末，生姜汁和丸，以井花水、蜂蜜调和，吃下自愈。

五瘟丹 治四时瘟疫流行，并热疟热病。

黄连属火，戊癸之年为君　黄柏属水，丙辛之年为君　黄芩属金，乙庚之年为君　甘草属土，甲己之年为君　紫苏　香附以上各用一两。

以值年药为君者，倍一两

上六味皆生用，于冬至日制，研末，用锦纹大黄三两浓煎汤，去渣，熬成膏，和前药为丸，如弹子大，朱砂、雄黄末为衣，再贴金箔。每服一丸。

普济消毒饮 治大头瘟病。

黄芩　黄连　柴胡　桔梗　人参　陈皮　甘草　玄参　连翘　板蓝根　鼠粘子　马勃　白僵蚕　天麻

便结，加大黄。

太和二年四月，民多疫疠。初觉憎寒壮热，体重，次传头面，肿甚，目不能开，上气喘急，咽喉不利，舌干口燥，俗云大头伤寒。诸治不愈，渐至危笃。东垣曰：身半以上，天之气也。热邪客于心肺之间，上攻头目而为肿耳。乃主是方为细末，半用汤调，时时呷之，半用蜜丸噙化。活者甚众，时人皆曰天方，遂刻诸石，以垂永久。

清凉救苦散 治大头瘟，头面、耳目、鼻颈肿痛。

芙蓉叶　桑叶　白及　白蔹　车前　黄连　黄柏　白芷　雄黄　赤小豆　芒硝

等分，为末，蜜水调，敷于肿毒处，频频扫之。

连翘败毒散　凡疫病后，余邪未尽，热结耳后一寸二三分，或耳下俱肿硬者，名曰发颐。此方趁其初肿之时，服此消之。缓则成脓，为害不小。

羌活　独活　连翘　荆芥　防风　柴胡　升麻　桔梗　甘草　牛蒡子炒，研　归尾酒洗　红花酒洗　苏木　天花粉

上用水一钟，好酒一钟，同煎，温服。如未消，加川山甲、蛤粉炒一钱。肿至面者，加香白芷一钱、漏芦五分。大便燥实者，加酒浸大黄一钱五分，壮者倍用之。若内有热，或寒热交作者，倍用柴胡，加酒洗黄芩一钱、酒炒黄连一钱。

青黛汤　治瘟疫余邪未尽，头项身体生发疙瘩，俗称流注。

青黛五分　生甘草二钱　金银花净，五分　瓜蒌半个

酒一钟，和水煎服，自愈。

漏芦汤　治瘟疫积热，解之未尽，致生痈毒，名疙瘩瘟，俗称伤寒流注，又名发颐。

漏芦　升麻　大黄　蓝叶　黄芩　玄参　芒硝

凡疫疠积热，时生疙瘩结毒，面肿咽塞，俗称流注。《经》曰：营气不从，逆于肉里，乃生痈毒。又曰：热胜则肿。故疫疠之余，解之未尽，逆流于皮肉之间，则作上件诸证。此方主之。

黄连解毒汤　治一切火热表里俱盛，狂躁烦心，口燥咽干，大热干呕，错语不眠，吐血衄血，热甚发斑。倘非实热，不可轻投！

黄连　黄芩　栀子各等分

水煎，温服。

品按：人皆谓吴氏论治瘟疫多用下药，其说有似乎偏，殊大不然，盖疫邪陷入胃腑，一团火邪结聚，表里阻滞，内

外壅塞，非用下药不能疏通，不疏通则不能汗解。今试观以上经验诸方，未有不用大黄而能奏奇功捷效者，即此可知吴氏攻里之论，允为治疫不易之法也。

金豆解毒煎

金银花二三钱　绿豆皮二钱　陈皮一钱　蝉蜕去足、翘，八分　甘草一钱

井花水清晨首汲，或再加僵蚕浸，去涎，一钱。

银花能清热解毒，疗风止渴。绿豆甘寒，亦清热解毒之品，兼行十二经，祛逐疫毒，无微不入。甘草解一切毒，入凉剂则能清热，亦能通行十二经，以为银花、绿豆之佐。陈皮调中理气，使营卫无所凝滞。蝉退取其性之善退，轻浮易透肌肤，可散风热，开肌滑窍，使毒气潜消也。此方于瘟疫十传中，皆可加减，消息用之。

塞鼻手握出汗方　谵语，循衣摸床，形如醉人，且如猴像，呃逆目赤，俗名猴症，实阳毒也。

麝香　黄连　朱砂各三分　斑蝥一分

共为细末，枣肉为丸，银朱三分为衣，作二丸，用绢包，一塞鼻内，男左女右，一握手中，出汗即愈。

元霜丹　治太阳头项痛，腰脊强，发热作渴。

浮萍三钱　麦冬二钱，去心　玄参二钱　丹皮二钱，酒洗　芍药一钱　甘草一钱　生姜三片　大枣二枚

水煎热服，覆衣，取少汗。一方去玄参、麦冬。

浮萍黄芩汤　治身痛，脉紧，烦躁，无汗。

浮萍三钱　黄芩一钱　杏仁二钱，泡去皮、尖　甘草二钱，炙　生姜三钱　大枣二枚

流水煎大半杯，温服，覆衣。

白虎加元参汤 治太阳经罢，烦热燥渴。

石膏三钱，煅　知母一钱　甘草一钱　粳米一撮　玄参二钱
麦冬三钱，去心

流水煎至米熟，取大半杯，热服。

素雪丹 治阳明身热，目痛鼻干，不卧胸烦口渴。

浮萍三钱　石膏三钱，研　麦冬二钱，去心　玄参二钱　葛根二
钱　丹皮二钱，酒洗　白芍一钱　生姜三钱　甘草一钱

流水三杯，粳米一撮，煎大半杯，去渣，热服，覆衣取少
汗。呕者，加制半夏二钱。

浮萍葛根汤 治阳明经证，目痛鼻干，烦渴不卧。

浮萍三钱　葛根二钱　石膏二钱，煅　玄参二钱　甘草一钱
生姜三钱

流水煎大半杯，热服。

浮萍葛根芍药汤 治阳明经泄泻。

浮萍三钱　葛根三钱　石膏一钱，煅　玄参一钱　芍药一钱
法半夏二钱　生姜三钱　甘草五分

流水煎大半杯，热服。

红雨丹 治少阳胸胁疼，耳聋，口苦咽干。

柴胡二钱　黄芩一钱　芍药一钱　丹皮一钱　玄参一钱半　甘
草一钱　生姜二钱

流水煎大半杯，热服，覆衣取微汗。

小柴胡加花粉芍药汤 治少阳经目眩耳聋，口苦咽干，
胸痛。

柴胡三钱　黄芩二钱　法夏一钱半　芍药二钱　天花粉二钱
甘草二钱　生姜二钱

流水煎大半杯，热服，覆衣取微汗。

大柴胡加元参地黄汤 治少阳经传阳明胃腑，呕吐泄泻。

柴胡三钱　黄芩一钱　法夏二钱　芍药二钱　枳实一钱，麸炒
大黄二钱　玄参一钱　生地一钱　生姜二钱　大枣二枚

流水煎大半杯，温服。

白英丹 治阳明腑病，谵语腹满，潮热作渴。

大黄三钱　芒硝一钱　炙草一钱　枳实一钱，炒　厚朴钱半，姜
汁炒　玄参二钱　麦冬四钱，去心　丹皮二钱　芍药二钱　生地二钱

流水煎大半杯，热服。

黄酥丹 治太阴腹满，嗌干发热作渴。

浮萍三钱　生地四钱　炙草一钱　丹皮二钱，酒洗　芍药二钱
生姜三钱

流水煎大半杯，热服。一方去芍药，加枣，名浮萍地黄汤，
治同。

紫王丹 治少阴口燥舌干，发热作渴。

浮萍三钱　生黄四钱　知母二钱，酒洗　玄参三钱　炙草一钱
天冬二钱，去心　生姜三钱

流水煎大半杯，热服，覆衣。一方加丹皮、花粉，去知母、
甘草，名浮萍天冬汤，治同。

苍霖丹 治厥阴烦满囊缩，发热作渴。

浮萍二钱　生地四钱　芍药二钱　当归二钱，酒洗　丹皮二钱
甘草一钱半　生姜二钱

流水煎大半杯，热服，覆衣取汗。

玉泉散 治阳明内热烦渴，头痛，二便闭结，发斑发黄，
及热疾喘嗽等症。此益元散之变方也，其功倍之。

石膏六两，生用　粉草一两　朱砂三钱，水飞

共为细末，每酌服一、二、三钱，新汲水，对瀼水①服。

鲇鱼头骨灰散 治伤寒瘟疫，瘾疹不能发，服此即发。

鲇鱼头骨烧灰存性

研细，热黄酒调服二三分。

治出斑方 暑月昏沉，未明症候，恐是出丹。

以生黄豆数颗食之，如不觉腥，即以生黄豆水泡，研汁，一小盅和水服。

麦奴丸麦奴，麦穗乌霉也。 治阳毒温毒，热极发斑，为急救良药。

麦奴 梁上尘 釜底煤 灶突墨 麻黄 黄芩 大黄朴硝

等分为末，蜜丸弹子大。每服一丸，开水下。

发斑赤黑

青木香一两

水三杯，煎一盅服。

斑疹出不快

钩藤钩 紫草茸

等分，研末，温黄酒服一钱。

吹鼻法 瘟疫三日外，心腹胀满坚硬，手心热，遍身发黄。

苦瓜蒂七个，研末，以少许吹两鼻，令黄水出，余末水调服。

靛青饮 治天行瘟疫，时气热毒，烦躁狂言，尚未至发狂之甚者，亦皆服。

靛青一大匙，以新汲井水和服。

① 瀼（ráng 壤）水：露水。

鹊石散　治发狂，逾墙上屋。

黄连　寒水石

等分为末，每服二钱，浓煎甘草汤，候冷调服。

铁胆饮　阳毒在脏，谵妄狂走。

铁粉一两　胆草五钱

共末，磨刀水调服二钱，小儿五分。

苦参饮　满痛壮热。

苦参一两

研末，醋三盅，煎一盅，饮取吐。

牵白饮　心腹硬痛。

牵牛子末，一钱

白糖汤调服。

靖康异人方靖康二年，京师大疫，有异人书此方　治瘟疫浮肿，亦治大头瘟。

黑豆二合，炒熟　炙草二寸

水二盅煎，时时呷之。

品按：此即甘草黑豆汤也。上称大豆解百药毒，甘草亦解毒之品，瘟疫乃毒气所钟，故用此方取效。方用炙草，愚意不如易以生草更妙，炙则带补矣。有一人吃菌垂死，用生草半斤、黑豆数把浓煎，大灌得生，足证其解毒之功大矣。一云冷饮方效。

生犀饮　治瓜瓤瘟，胸高胁起，呕血如汁者是也。

犀角二钱，镑　苍术泔浸，麻油炒　川连各一钱　黄土五钱　金汁半盏　芥菜叶一大撮

水煎，去滓，入金汁搅和，日三夜二服。

虚，加盐水炒人参；大便结，加大黄；渴，加瓜蒌根；表

热，去苍术、黄土，加桂枝、川连；便脓血，去苍术，倍黄土，加黄柏；便滑，以人中黄代金汁。

人中黄丸 治杨梅瘟，遍身紫块，忽然发出霉疮者是也。清热解毒汤下人中黄丸，并刺块出血。

大黄三两，尿浸　人中黄如无，坑垢代之　苍术麻油，炒　桔梗
滑石各二两　人参　川连酒洗　防风五钱　香附姜汁拌，勿炒，一两
五钱　神曲丸

气虚，四君子汤送；血虚，四物汤送；痰甚，二陈汤送；热甚，童便送。通用清热解毒汤送二三服。

清热解毒汤

川连酒洗　生地　黄芩酒洗　人参各三钱　石膏鸡子大，研碎
羌活　知母各一钱　生甘草一钱五分　升麻　葛根各一钱　生姜
二钱

水一斗，煮取五升，每服一升，日三夜二服。

人中黄散 治疙瘩瘟发块如榴，遍身流走，旦发夕死者是也。

三棱针刺入委中三分出血，及服人中黄散。

辰砂　雄黄要透明者，各一钱五分　人中黄一两

上为末，薄荷、桔梗汤下二钱，日三服夜二服。

双解散 治绞肠瘟，肠鸣干呕，水泄不通者是也。探吐之，宜双解散。

防风　麻黄　川芎　连翘　薄荷　当归　芍药　大黄　芒
硝各五钱　石膏　黄芩　桔梗各一两　炙草　荆芥　白术姜汁拌，
生用　山栀　滑石各二两

为散，每三钱，加姜三片，水煎，去渣服。

避瘟方

新布盛大豆，纳井中一宿，取出，每服七粒。

瘟疫各证治法二十六法

取吐法

凡疫症四五日，病在胸膈，痰气紧满，于上不得息者，以此吐之。用苦瓜或甜瓜蒂炒黑，同赤小豆各等分为末，每服一钱，豆豉煎汤调服，以吐为度。

止吐法

凡服药即吐者，将生姜汁半盏热饮，吐自止。

搐鼻法

凡大头瘟病，皆湿热逆于巅顶，头为元首，穷然居上泥丸一宫，所谓上八景也。倘见头疼鼻塞，宜用轻清药彻其邪从上出，所谓表也。再用搐鼻药搐去脑中黄水，所谓里也。若热已平复，当虑热邪未尽，用下药时大黄必须酒浸，借酒力以上达，所谓鸟巢高巅，射而取之之法也。用苦瓜蒂，不拘多少，为末，令病人噙水一口，将此末搐一字入鼻中，出黄水自愈。一法以牙皂、细辛入麝香少许，共研细末，名通关散，吹入鼻中，取嚏最捷。

止鼻衄法

凡疫症内外热极，实火上冲，鼻血不止，用山栀炒黑为末，吹入鼻中，外用湿草纸搭于鼻冲，其血自止。

扑汗法

凡瘟疫服发汗药，汗出过多，衣被透湿者，恐有亡阳之患，用龙骨、牡蛎，涩以固脱，糯米取其黏腻。

龙骨煅　牡蛎煅　糯米粉

共为细末，周身扑之，汗自止。

一方用浮小麦同黄芪、白术、白芍、枣仁，煎水服。

一方用凤凰衣，即哺鸡蛋壳内白膜十几个，焙干，煎水服。

沃积法

凡瘟疫内外皆实，火气猛烈，喜饮水入水者，取新汲井花水一大硇，使病人坐在水中，复以大勺盛水，自背顶沃之，水热则病自减。如病人喜饮水，亦应如其意，但不可多与。诀曰：若还不与非其治，强与反教别病生。

制发狂法

凡发狂难制，以铁秤锤或结炭，火烧通红，用木勺盛之，将淡米醋淬入，如打醋炭样，连连于鼻内冲之，醋气入鼻即定。

扑胸法

凡觉心胸热迫，烦躁至极，用新小鸡一只，破去肠杂，趁热覆其胸口，一时躁逼自宁。或用铜镜扑之亦妙。

姜熨法

凡胸膈不宽，一切寒结、热结、水结、食结、痞结、痰结、大小便结、胸痞气结者，俱治。

用生姜捣烂如泥，去汁取渣，炒热绢包，渐渐揉熨胸胁下，其满痛豁然自愈。若姜渣冷，更入姜汁，再炒再熨，热结不用炒。

熨脐法

凡寒疫初起，六脉如丝，大腹小腹痛甚，手足厥冷，振战。以索长葱白如臂大，切去根及青，留白三寸许。先以火炙热，一面以着病人脐下，上用熨斗贮火熨之，令葱气热气入腹内，更作三四饼，坏则易之。若病人醒，手足温，有汗则瘥，然后按症用药。

刮舌苔法

凡舌有苔，不拘何色，用井水浸新青布拭净后，用生姜浸水刮之，或以薄荷为末，入蜜少许，刷牙擦之。若发黄者，生姜渣周身擦之即退。

生水法

凡瘟疫头身手足热甚，口燥咽干，唇焦舌黑，宜取大雪梨浆时时与之，解渴退火最妙。或用天水散、滑石六钱、甘草一钱，共研细末，开水调，澄汁频服。

升水法

麦门冬去心，三钱　酸枣仁炒，一钱五分　北五味一钱　甘枸杞二钱　甘草一钱

同煎浓汁，频频温服，立时津液上升，其炎上之火自熄。

蜜煎导法

治疫病脉微弱，自汗，小便利，大便秘，津液内竭，大便虽硬，不可下者。

将蜂蜜用铜器微火熬，频搅，勿令焦，候凝如饴，捻作挺子，头锐如指，掺皂角末少许于挺子尖上，乘热纳谷道中，用手抱住，欲大便时去之，加盐少许亦可，盐能润燥软坚。

猪胆导法

治症同前。

用猪胆一枚，取汁，入醋少许，用竹管长三四寸，以一半

入谷道中，将胆汁灌入肛中，顷即大便。

皂针导法

治症同前。

用苎麻捻成一条，如指大，长四寸许，以新鲜猪牙皂锉碎，将铜勺盛水，放皂角在内，与麻条同煮十数沸，取出麻条，用麝香四五厘，为末，染于麻条尖上，小半插入谷道中，留大半在外，不一时大便即通。此是屡用捷法。

解斑毒法

用**黑膏**。治温毒时气，发斑如锦纹者。

生地黄四两　淡豆豉半升

上二味，以猪脂一斤合煎之，至浓汁，入雄黄五分，麝香一分，搅匀，丸如弹子大，白汤化下，未效再服。

又法：**白虎汤加人参最效。**

石膏　知母　粳米

加人参。

又法：**猪胆鸡子汤。**治热毒发斑，或咽痛，或声音不清，或心烦不眠。

猪胆　米醋各三合　鸡子一枚

合煎三四沸。壮者尽服之。弱者须煎六七沸，分为三次服之，汗出乃愈。

护胎法

凡孕妇瘟疫，药力一时不及，内外如炙，恐防堕胎。即取井底泥，涂至满腹寸许厚，干又易之，必俟内外皆凉方止，胎自不动，子母两顾，然后随症治之。

下药护正气法

凡疫病有身躯瘠弱，并旧有虚怯病，而症则不得不下，恐伤元气者，服下药时，预先煮浓粥待温，利一次即吃粥一次，虽至十数行，不伤胃气。继用天地煎：大地黄一斤，天门冬半斤。捣烂，煎浓汁一小碗，俟利将止之时，频频服之，以滋肾水，不致竭阴。

附未载取汗法说

诸书备载取汗之法甚多，但瘟疫一症，触犯外邪，内多结滞壅塞，必俟下后，里气一通，自然得汗。况已法用解肌，且或又有自汗淋漓者，若妄用取汗药，恐致亡阳，为祸不小，故不敢载入卷内，智者谅之。

病后调理法

凡人大病之后，必须善为调理，方免反复，并竟成痨怯之病。盖客邪新去，胃口方开，胃中所存者，几微之气耳。饮食之类，所以多与、早与、迟与皆不可也。宜先与粥饮，次糊饮，次软饭，尤当循序渐进，毋先其时，毋后其时。当设炉火，昼夜勿令断绝，以备不时之用，思谷即少少与之，稍缓则胃饥如刿，再缓则胃气伤，反不思食矣。既不思食，若照前与之，虽食而弗化，弗化则伤之又伤，不为食复者，当如初进法。若更多与，及黏硬之物，胃气壅甚，必胀满难支。若气绝谷存，乃致反复颠倒，形神俱脱而死，不但肌肉不能复充，元神不能复旺已也。再有梳洗言笑，极是劳神，动作房劳，切宜谨戒，保生者诸凡慎重，毋令噬脐莫追。

辟邪避疫诸法共八法

辟邪丹

虎头骨一两　朱砂　雄黄　鬼白　芜荑　鬼箭　藜芦各一两

上为末，炼蜜为丸，如弹子大。囊盛一丸，男左女右，系于背上，或当病者户内烧之，一切邪鬼不敢进，兼治妇人与鬼魅交通。

太仓公辟瘟丹　凡官舍久无人到，积湿容易侵人。预制此丹烧之，以却瘟疫，并散邪气。一法用管围数枚，浸吃水缸内。

苍术一斤　台乌　黄连　白术　羌活各半斤　川乌　草乌　细辛　紫草　防风　独活　藁本　白芷　香附　当归　荆芥　天麻　官桂　甘松　山柰　麻黄　皂角　芍药　甘草各四两　麝香三分

共为末，枣肉为丸，如弹子大。每用一丸烧之。

凡遇病家知是天行时气，恐相传染，须日饮雄黄酒一卮，仍以雄黄少许，用绵裹之，塞鼻一窍，男左女右用之。或大蒜塞鼻，或阿魏塞鼻，皆良。

凡瘟疫，乃天地之疠气，人若正气内固，邪不可干，自不相染。避之之法，惟在节欲、节劳，或于房室劳倦之后尤不可近，仍勿忍饥以受。其传染之气至，却邪之法，则如《刺法论》所云：天牝从来，复得其往，气出于脑，即不干邪。盖天牝者，鼻也。鼻受天之气，故曰天牝。气自空虚而来，亦欲其自空虚而去，即天牝从来复得其往也，正以气通于鼻，鼻通于脑，毒入脑中则流布诸经，令人相染矣。气出于脑，谓嚏之，或张鼻以泄之，或受气于室则泄气于外，而大及精气以易之，使邪从鼻窍而出，毒气自散。此却邪于外之诀也。

一法用前通关散取嚏最捷，邪从嚏而出。

一法以福建香茶饼不时噙口中，大辟秽污之气，使疫不传。

一男子病，邪气出于口，女人病，邪气出于前阴，其相对坐立之间，必须识其向背。或以雄黄末涂鼻孔中，行动从容，察位而入。此亦医人之不可不知也。

余舅父魏益寿公，博极群书，尤精医理，尝诏品曰：凡入疫家诊病，须将雄黄涂鼻，或大蒜塞鼻，以拒病气。再宜舌抵上腭，撑住牙关，以堵秽气。如是，则病气尸气无门可入，自不相染。至若病家男妇大小，但觉现是时气递相传染之病，即宜买十全大补汤药料，逐日煎好，每人常服，扶助正气，正气一实，疫邪自不能传染。如近身服事之人，早晚当用大蒜、烧酒频频呷之。此法屡试有验，兹并表而出之。

十全大补汤

白芍　川芎　黄芪　肉桂　人参　白术　茯苓　甘草　当归　熟地

答问附

书①成之日，契友陶景尼、邹绍南者问于品曰：详查是卷，悉取吴、喻二氏明言，加以论释，并采从前经验诸方，附载后卷，以治瘟疫无剩义矣。但忆平昔所闻鄱阳湖乡及沿河上下一带，每当疫气盛行，往往有神像现身，且端然在座，侍卫多人，病者口中竟有某日要到某家，某日要到某姓，某姓设宴②甚丰，某家设款极薄，某人在数难逃，某人罪名可赦，并其所需供仪钱锭，亦教令向某某店中买取之语。藉藉③相传，不一而足，历年试验，大半有准。一乡如此，则别乡可知；一邑如此，则别邑可知。今此书既专论瘟疫，何以并无一字道及，岂活现④

---

① 书：底本漫漶不清，据大成本补。
② 宴：原作"燕"，据文义改。
③ 藉藉：杂乱众多貌。
④ 现：底本漫漶不清，据大成本补。

之神像不足信乎？病人之口语不足凭乎？抑或者升平盛世断无此等奇异，皆彼愚夫愚妇之好事者为此妄诞之说，惑人以诬世乎？乃一皆置而勿论，是犹不免有挂漏①之讥也。品应之曰：神道幽远，圣人所不言，然傩以逐疫，即宣圣亦原有朝服而立阼阶之事。今据云云，虽不可视为理之所必有，而亦不可谓为事之所必无。按此原是上天降罚，以惩奸淫，因其地其人之罪恶多端，上干赫怒，故悚之以俨然在上之形惕之，以如临如质之像令人毛骨悚然，俾世之见见闻闻者，咸知天鉴之不爽，莫不生其敬畏，使人人得以改过自新也。吾谓当斯境者，亟宜屏其声色，禁其锣鼓，惟斋戒沐浴以展其诚，戒谨恐惧以致其敬，祷祝以泄其罪，忏悔以禳其灾，仗人事以挽天心，庶免冥诛于万一。若当此而或欲以医药是务，亦惟于此卷中求之耳。吾故不敢妄赘一言，徒令人惊奇而骇异也。皆憬然②曰：灾由天降，祸本自求。予早不知天道之所以刑淫，而但拘泥于鬼神为祸之说也。今聆斯言，而不禁豁然通、怳然悟矣。爰举答问，谨识之于篇尾云③。

---

① 挂漏："挂一漏万"的略语，形容遗漏甚多。

② 憬然：觉悟貌。

③ 本卷末行有"治疫全书五卷终，续有医门要略并疟痢等症，俟辑就梓行"。

卷六　治疫全书六[①]

瘟疫客难

松园老人熊立品圣臣　手著

同里姻侄夏廷仪煦园　评校

孙承统绍庭　校字

予辑《治疫全书》成，雷都阃懋堂见之，问曰：医家多谓瘟疫即是伤寒，多治之以伤寒之法。今吴氏谓瘟疫与伤寒感受有霄壤之隔，而子亦谓瘟疫不可照伤寒施治者，亦更有说耶？曰：伤寒、瘟疫受症不同，治法因而各异，诸书所论，或隐而未发，或浑而不分耳。夫伤寒者，感受天地之风寒，邪从皮毛而入者也。伤于寒者，用仲景麻黄汤汗之；伤于风者，用仲景桂枝汤解之。使风与寒从皮毛而入者，仍自皮毛而出也。若夫瘟疫，非风非寒，实乃天地间一种厉气。其气之来，无论老少强弱，触之即病，邪自口鼻而入，内不在脏腑，外不在经络，舍于脊膂，伏于膜原。膜原者，胸膈间隔，别清浊之横膜，横连脊膂，为三焦部分，离太阳、阳明、少阳三经不远，附近于胃，为经胃交关之所，非若皮毛可比也。若用伤寒发汗药，不惟汗出而邪终不出，必使表气大伤。表气伤则中气不振，中气不振则内外俱虚，邪气反得根蟠蒂固，藏伏深入，久且变症风

---

①　治疫全书六：原书标题作"治疫全书六　瘟疫客难"，但因"治疫全书六"包括"瘟疫客难"与"辩孔琐言"两部分，因而原标题欠合理，今将"瘟疫客难"标题降级处理。

生，由此而成不可救药者多矣。吴氏立法，即从疫邪初由口鼻而入膜原之时，用达原饮，以疏利破结之剂并力速追，使邪气溃败，离于膜原。伏邪既溃，或出半表而浮越阳经，即加羌活、柴、葛；或入半里而陷胃腑，即加大黄；或既浮越阳经，又复陷入胃腑，则本方既加羌活、柴、葛，仍加大黄，卷中所谓三消饮者是也。由此而邪伏膜原者，得此疏利破结之剂，表里分明，自必由中达外矣。其效之可外见者，或则从振战而大汗淋漓，或则从狂汗而衣被透湿，或则从自汗而濈濈蒸蒸，邪从汗出，热退神清，霍然而有喜矣。然亦有同于伤寒之治者，惟外邪结聚胃腑，斯仍用承气等方。邪若浮越阳经，误作表症，遽以桂、麻、辛、杏大汗大表之药，攻其皮毛经络，不惟无益而又害之。此吴氏所谓瘟疫与伤寒感受有霄壤之隔，而吾所谓瘟疫不可照伤寒之法以为治者也。曰：瘟疫不可以伤寒治，既知之矣，然有初起时头痛身热，节强恶寒，全似伤寒见症者，又将何以治之耶？曰：此既感疫气，又伤风寒，或暴感风寒兼染疫气者，寒疫二邪一时混合，先贤有用九味羌活汤、五积散、参苏饮、败毒散、防风通圣之类而获效者，正此候也。然两邪夹杂，切脉审症之时，最贵辨别分明。脉若不浮不沉，中按独数，而症显头痛身热，骨节酸疼，饮食无味，面红眼赤，口渴，舌苔烦满，便秘，人事恹恹者，此正时疫，固当专以吴氏达原、三消疏利之药为主。若夫脉见浮洪，或浮紧浮缓，中按不数，而症显头疼身热，脊强恶寒，口不渴，舌不苔，食知味，大小便不秘，是为新中风寒而兼疫气者，则以新中暴寒为先，务亟投发散以驱之，风寒去而疫乃可以徐治矣。

同学姻兄帅右臣问曰：尝见瘟疫服疏解药而愈，愈一二日而复作，随与前药而仍愈，愈又复作，或更加重，卒至殒命者，何耶？曰：此由厉气伏于膜原，一时祛除未尽所致也。服药而愈者，以其邪浮越在经，才得疏解而即能通散也。一二日而复作者，即浮越在经之邪未尽透出也，故随与疏解而仍愈，然在经之邪虽解，而传入胃腑之邪深藏蔽锢，故愈仍复作，甚至殒命者，皆理势之所必致者也。譬之于火灶内积薪则火性壅遏，火性壅遏，必烟焰郁腾而弥漫充斥矣。故其复作也，亦必头重身疼，胸膈痞满，面红目赤，舌苔便秘者，无他，薪积火遏而烟必腾空，邪积毒兴而病皆迸发也。吴氏于达原饮中加用大黄，速从下夺，实为釜底抽薪之妙法。盖疫病之毒火燎原，惟大黄之奏功最捷，而为效最神也。曰：若是，则疫症之不可不用大黄也，明矣。曰：虽然，亦有辨，如起初头疼身热，脊强恶寒，舌上白苔，或如积粉，此则邪气游溢阳经，未入胃腑者，当用达原饮，而不可用大黄；如脉长洪而数，通身发热，大渴大汗，此则热邪散漫肌肤，未入胃腑，当用白虎汤，而不可用大黄；又如胸中逼闷，心烦作吐，不能饮食，此则邪停胸膈，未入胃腑者，当用瓜蒂散，而不可用大黄。惟头痛如劈，身热如焚，气喷如火，胸腹满硬，舌苔黄黑，目赤面红，燥渴谵妄，甚或狂走叫号，寻床摸被，又或热结旁流，协热下利，或大肠胶凝，二便秘结，此则疫邪积为毒火，蒸炙胃中，不但专用大黄，尚须佐以实朴芒硝之类，开其壅郁，使里气得通，里气通而后表气可透。表里通透之后，或发战汗，或狂汗自汗，邪随汗出，无少留余，而疫逐邪消，无虞反复矣。若不当下而下之，是又灶薪未燃，遽沃巨浸也，病安得愈哉？是故有应一日一下者，有应间日一下者，有应一下不可再下者，有应三四日连下者。他如承气等汤，亦有某日应多与，某日应少与者；有某日既已与，还应再与或不必与者；有合表里而缓下者；有同和解而微下者。要在察其脉理，审其症候，参消息于微茫，辨毫厘之同异也。曰：疫之自复者固然矣，而有劳复、食复者，何以治之？曰：劳复者，疫退脉平，但元气未复耳，而或因梳洗沐浴，或因笑哭多言，或因作劳妄动，致真气受亏而复作者，故曰劳复也。食复者，病甫愈而纵饵，饮食油荤不正之味，停积脾胃，感触外邪，因而复作者，故曰食复也。治劳复之轻者，令其静养可痊，重者须补血气，血气和而真元乃足，真元足而余火自消也。治食复之轻者，节调饮食，清戒油荤，渐次可愈；重者先为消导，次则理气扶脾，气足运脾，脾能统胃而后病可除也。曰：有自复而兼劳与食者，又何如？曰：视所受之重轻，为施治之先后也。夫大病之后，体如坏屋，四围培护，尚免倾欹①。若自撤藩扉，加之以旁风上雨，则摧颓立见矣。况瘟疫之受伤更甚者，而加之以劳与食焉，是不自爱其生也。至其劳食之甚，则如吴氏所谓三损四损，虽卢扁亦无所施其技者也，而尚可以治自复之治以治之乎？

　　魏君对廷，余内兄也，雅喜博涉群书，遇余松园精舍，因阅《六书》，竟而问曰：子之所辑，于瘟疫之症，保无遗否？余曰：是书之辑，专为瘟疫也。凡症之正变，治之权宜，窃谓兹编已无剩义矣。曰：间尝见医书有所谓冬温、风温、湿温、温疫、寒疫、晚发、温毒，及过经不解之温者，而卷内概不之及，何也？余曰：此吾所以于瘟症之正变、治瘟之权宜不殚反复详赘者，正欲综而辨之，俾无遗漏，以破混淆者之惑也。若君所举诸温，则非瘟疫之比，可以无庸置辩者也。曰：温、疫既不相同，施治者自当各异。然或岁气妄行，温瘟杂出，庸浅

---

① 倾欹：倾覆。

者流鲜所分明，一遇诸温之症，治以瘟疫之方，得非此书贻之误乎？曰：是则不可以不辨也。夫所谓冬温者，以非时之燥热与骤至之严寒两相搏，触发为是症，与伤寒相似，但脉不浮耳。第宜九味羌活里加大黄，重则双解散之类治之可也。风温者，症或喘渴多睡，四肢如瘫，汗出而热仍壮，其治专在心脾，不宜汗下法，惟清解肌表也。湿温者，或因天时淫雨，或因晦室阴浓，或酷热卧地，或过寒溪、涉冷水，伤暑伤湿，或并两伤，证如胸满妄言、两胫逆冷、身热自汗之类，其治亦在心脾，不可发汗也。温疫者，夏秋之间，暴热所伤，内外兼中，症如郁蒸，治宜清热解毒，药以辛凉也。寒疫者，温暖之时，而寒反为病，是阴气反逆，邪由外感，法宜暖胃调中，一切寒凉禁用也。晚发者，原为秋病，自立春至夏至，病之及时而发者曰春温，自夏至至立秋，病因燥热而发者曰晚发，自立秋至处暑，病因燥热而发者亦曰晚发。证有因湿因燥之不同，宜审外证与时令而施其治也。若夫过经不解者，盖伤寒之病，六日传遍六经，发汗解肌后，病或不痊，又六日而又传一遍，或和或下后，延至十八日或二十余日而病仍不痊者，世故亦以温病名之。治当随证调和，不可复汗复下也。他如温毒，则缘初病感邪未解，结滞经络，酿为痈毒。即如伤寒证中阳毒、阴毒之类，治亦当仿伤寒治毒之法以治之也。至瘟疫一症，独为触犯疠气所成，所谓邪自口鼻而入，伏于膜原，郁结懊蒸，变幻百出。其症独异，其毒最酷者，非以上诸温之可同年语者也。吴氏于此，苦为分别，愚辑是编亦专为剖晰，故不欲以繁称博引[①]之谈，纷阅者之心目也。

---

① 繁称博引：谓广泛援引事例。

　　时姻侄魏孔安亦在坐，乃相继而请曰：敢问同一气耳，而独别之为不正之气，又别之为杂气与厉气者，何欤？曰：吾与子言天地可乎？天地之生物号万，而人在其中也。得气之清灵者为人，而其醇乎醇者，圣贤也。得气之浊者为物，凡禽兽、鳞介、昆虫皆是也。然禽兽亦分灵蠢，禽之凤，兽之麟，鳞介之龙龟，又禽兽中之醇乎其醇者也。鹦鹉、鸳鸯、猩猩、猿狄、比目、蜂蚁之类，醇杂相半。余则杂焉者，而鸥鹍、训狐、豺狼、害豹、粨蟒、鳌鳄、蜈蚣、蝎蚕之类，则独得其气之最厉者也。是故春温、夏热、秋凉、冬寒者，四时之正气也。如春应温而反寒，夏应热而反凉，秋应凉而反热，冬应寒而反温，此非其时而有其气者，即谓之为不正之气也。既有不正之气，而或杂之以黄砂毒雾、岚瘴污秽等气，凝聚纷结，是之谓杂气也。杂之极至，而郁为至毒，发为至猛，散为至暴，而弥漫充斥之不可御者，是则所谓疠气者也。曰：疠气致瘟，则予既得闻命矣，而瘟之与温，终何以不可同年语乎？且温疫、寒疫、温毒，不皆如瘟疫之别名乎？古人有一字而二用，或至三四用者，安知温之不可即为瘟乎？曰：否，非是之谓也。温虽可以统瘟，而瘟终不可以为温也。温之症治见于仲景书者，奥蕴深至矣，吾邑喻徵君嘉言先生又从而阐明之，今所编第四卷是也。试复按之，与瘟之症治同乎否乎？冬不藏精，寒邪中肾，遇春而发者，温也；触染疠气，邪自口鼻而入者，瘟也。其所感之气，自入之门，已各不相同也。温者，以冬不藏精，寒邪藏于骨髓，其症以太阳、少阴互为标本，而无少阳之半表半里者也；瘟者，以触染之邪由口鼻而舍于膂背，伏于膜原，其症为经胃交关，而兼乎半表半里者也。则其盘错之区，伏藏之所，又自各不相同也。至其游溢传变，而一则两感之邪，表里未可预拟，一则疏利破结，直达膜原；一则日传一经，凡六日而始遍，一则朝夕异状，俄顷变迁，是又其不同者也。以绝不相同之症，而泥古人用字之同，而遂欲同之，奚其可哉？

　　同学友雷静夫、雷夙元、杨星辉灿远同问品曰：疠气之说，比类极明，瘟疫之辨，分剖最晰，但不知疠气伤人，或有可以躲避之法否？答曰：疠气之伤人也，入口鼻而不觉不知，伏膜原而无声无臭，一如鹰鹯豺虎之伤人伤物，突如其来，蓦然而至，此虽欲避之不及避，且欲避之而决不能避者也。但值此万难躲避之邪，而必欲寻一避之之法，则惟有当合境延门时气大发，瘟疫盛行，递相传染之际，内则养定精神，外则加谨防范，而毋犯房劳，毋妄动作，毋忍饥饿，毋伤饮食，毋啖生冷，毋餍肥甘，毋肆骂詈，毋鸣锣鼓，毋贪凉坐卧湿地，毋冒雨感受风寒，毋近病人床榻，染其秽污，毋凭死者尸棺，触其臭恶，毋食病家时菜，毋拾死人衣物。常以苍术、雄黄辟秽，大蒜、火^①酒驱邪，则正气实而疫不能侵，元神旺而邪不敢入。譬如寇贼当前，我之城池高深，又复粮充饷足，马壮兵强，纵贼势猖獗，耀武扬威，而我之市贾居民自能安堵无恐，绝无震撼之忧焉。避疫如拒寇，拒寇之法非即避疫之法耶？然则人之当斯际者，其必审详慎重，预防其患于将然，而洞烛其机于先事可也。

　　表弟魏为质亦尝过余，问曰：瘟疫触冒异气，先生言之详矣。然气机一动，当必如云之腾、风之起，其所笼罩吹嘘者，非仅一隅一地也。乃发而为病，或者此处盛行而彼地截然无有，

---

① 火：原书字迹模糊，疑为"火"字。

此村皆病而邻村都自安然，甚有同村同室同房而有病有不病者，果何以故？曰：子之言，得其大概而未究其精微也，我明语子。夫云之兴也，触石而起，肤寸而合①，缕缕然，如游丝之袅空，渐如犬、如牛、如车轮，俄顷布濩②，漫太空，弥六合者，云之密者也。然不观夏云之如峰乎？有浓有淡，有突兀，有平衍，有破碎玲珑者。又不观秋云之如罗乎？铺鱼鳞，亘匹帛，罅日影，透秋雨者乎。大块噫气，万窍怒号，叱者叫者，号者実③者，寥寥④调调⑤刁刁，震空虚而摇山谷者，风之大且狂者也。起于青蘋之末，和畅而清徐者，则又风之微而善者也。异气亦然。夫云之淡者，破碎玲珑，漏日而透雨者，阳气足以鼓荡而驱以开之，风之震空虚摇山谷而曲房幽闼，重帘绣幕之限阻而不能入者，亦有障而蔽之者也。异气之动，岂不如云之腾，风之起，而亦有彼此之殊甚，或同村同室同房而病否各异者，地气之盛衰，人禀之厚薄不同也。其盛与厚者，能鼓荡而驱以开之，或自固而有以阻之，故安然无病也。衰与薄者，则如密云之霪霈、终风之暴狂，而皆为其所笼罩吹嘘也。吾故曰：子之言，得其大概而未究其精微也。曰：是则然矣。然有某年极多极重，某年或少或轻，甚或其年绝无者，岂亦地气之盛衰，人禀之厚薄欤？曰：是又异气之盛衰厚薄而为之也。气盛而厚，则其年极重极多；气薄而衰，则其年自轻自少也。然亦有极多而极轻，极重而极少者，未有终一岁之久，数百里之地而绝无

---

① 肤寸而合：谓云气逐渐集合。
② 布濩：散布。
③ 実（yǎo 摇）：风吹入孔穴的声音。
④ 寥寥：长风声。
⑤ 调调：摇动貌。

一人犯此者也。少且轻焉，其或不药而愈，人遂不之觉焉耳。夫厉气之与正气，相为乘除，固无日而无之者也。天有春温而不能无秋肃，世有君子而不能无小人，鸟兽草木有养人而不能无害人也。夫厉气固无日而无之者也。

姻兄夏文翰曰：疫固有五运六气之说矣，然或者谓医师诊病皆当准此用药，其果然欤？曰：《内经》及诸贤集中多有以此为言者，然吴君又可曰，夫病不可以年气四时为拘，并非五运六气所印定者。《经》曰天行时疫亦不必过拘运气，盖天地之气胜复靡常，但当以形症察之，即《运气总论》亦曰，有在天之运气，有在人之运气，如天时胜，则舍人之病而从天之时；人病胜，则舍天之时而从人之病。三说者，虽皆不外运气以之言，而实未尝专主运气以为治也。且不观火运之年，疫当盛行而反见稀少，水运之年，疫应稀少而反见盛行，四五六月火运主之，若拘运气，患疫者宜重，而病或甚轻，九十一月金水司令，疫宜轻而反重乎？曰：然则，彼皆非欤？曰：否。人身一小天地也。天地以水火金木土为五运，而人即有五脏以应之。地以风寒暑湿燥火为六气，而人即有六腑以应之。且天之雨露风雷霜雪，即人之喜怒恐惧悲惊也。地之山岳河海，即人之精神血脉也。故人身之一毛一窍，一呼一吸，无一时一息不与阴阳相兆、天地相通也。是故凡病之生，皆有形症。形症者，即人身运气之显见者也。某脏受病，即某脏之本运本气有乘而致也；某腑受病，即某腑之本运本气被克而然也。既细察其脉理，复详审其形症，因脏者治脏，因腑者治腑，或正治，或从治，或直折，或顺性，或反佐，或求属，而以热治寒，以寒治热，以辛散邪，以润解燥，以酸敛汗，以燥收湿，以咸软坚，以凉清热。神而明之，变而通之，调其员以济其偏，制其克而助其用，则不必侈言五运六气之何如，而已不外其理于察症观形之际矣。曰：善哉！子论运气而能见其大也。夫吾固久疑夫照年气用药而药有不应，按时令治病而病有不除者，皆拘迂而鲜所通者也。得子之言，俾胶固曲谨①者流，而后知尽信书者之不如无书也矣。

书成之日，契友陶景尼、邹绍南问于品，曰：详查是卷，悉取吴、喻二氏明言，加以论释，并采从前经验诸方，附载后卷，以治瘟疫无剩义矣。但查《说文》②有云：疫者，民皆病也。疠鬼为灾，斯名疫矣。又历书所载某日为天瘟，某日为土瘟，某日为瘟鬼所在，道书所载天符降伏，诸瘟元皇，打鬼祛瘟，而又有五瘟使者、摄瘟大神。而又有鄱阳湖乡沿河沿湖上下一带，及各郡县市镇村庄，每当疫气盛行，往往有神像现身，且端然在座，侍卫多人，病者口中竟有某日要到某家，某日要到某姓，某姓设宴甚丰，某家设款极薄，某人在数难逃，某人罪名可赦，并其所需供仪钱锭，亦教令向某某店中买取之语。藉藉相传，不一而足，历年试验，大半有准。一乡如此，则别乡可知；一邑如此，则别邑可知。今此书既专论瘟疫，何以并无一字道及，岂《说文》之称谓、历家之推衍、道家之传习俱不足凭乎？活现之神像，病人之口语，不足信乎？抑或者升平盛世断无此等奇异，或皆古今陋俗之相沿，愚夫愚妇之好事者，而故为此妄诞之说惑人以诬世乎？乃一皆置而勿论，是犹不免有挂漏之讥也。品应之曰：神道幽远，圣所不言，然傩以逐疫，即宣圣亦原有朝服而立阼阶之事。今据云云，虽不可视为理之所必有，而亦不可谓为事

---

① 胶固曲谨：胶固，谓不知变通；曲谨，谓谨小慎微。
② 《说文》：即汉代许慎编著的《说文解字》。

之所必无。按此原是上天降罚，以惩奸淫，因其地其人或立心常悖乎天理，或持己素陷于贪淫，或处世专逞乎强梁，或遇物每肆其残贼。他如平基挖土，伤损龙身，伐木开渠，冲犯神煞。罪孽多端，上干赫怒，故悚之以俨然如在之形，加之以偶然不测之祸，使世之见见闻闻者毛骨耸[1]然，咸知天鉴不爽，莫不生其敬畏，俾人之得以改过自新也。吾谓当斯境者，亟宜屏其声色，禁其锣鼓，惟斋戒沐浴，以展其诚，戒谨恐惧，以致其敬，祷祝以泄其罪，忏悔以禳其灾，仗人事以挽天心，庶免冥诛于万一。若当此而或欲以医药是务，亦惟于此卷中求之耳，吾故不敢妄赘一言，徒令人惊奇而骇异也。皆憬然曰：灾由天降，祸本自求，予早不知天道之所以刑淫，而但拘泥于鬼神为祸之说也。今聆斯言，而不禁豁然通、恍然悟矣。[2]

辩孔琐言[3] 新增

辩孔琐言自序

甲午秋，余以乡试至江城，见坊刻有《医门普度》[4]一书，

---

① 耸：通"悚"。

② 底本"瘟疫客难"之后，次为《治疫全书》之"问答"（即《治疫全书》之"问答篇"），版心上方刻"治疫全书"，鱼尾下方刻"问答"，并且页码单列，亦可视为《传症汇编》一种。详阅文字，其与"瘟疫客难"大旨相同，只是行文表述略有不同。

③ 辩孔琐言：此一部分原在底本凡例之后，今据全书目录调整至此处。《辩孔琐言》书名中的"孔"指清代医家孔毓礼，此书所辩驳对象为《医门普度》内孔氏对《瘟疫论》的评注部分。有关孔毓礼生平及《医门普度》概况，详见后注。

④ 《医门普度》：《医门普度温疫论》之简称。凡六卷，编者佚名，刊于清道光十二年（1832）。其中含明代吴有性《瘟疫论》二卷和清代孔毓礼《痢疾论》四卷，原刻本已佚，后有《重订医门普度瘟疫论》，删去孔氏《痢疾论》。

不胜欣赏。窃谓疫、痢二症，至险至危，久无定论，顷予评订吴又可先生《瘟疫》一编剞劂问世，今又得孔君毓礼①合痢症之条，穷源溯流，明白显示，以为医家之津筏②。此固予所企踵延颈，甚欲引为将伯③之助者也。急索览之，则孔君书内论疫之言，有颠倒前辈、贻害后人之甚者，又不得不为之辩矣。孔君论疫，固本吴氏原文，而于其原序中，瘟字尽改为温，又于吴氏原论各条下，窜窃己意，居然以正名、正误自称。呜呼！瘟之与温，较然两症，绝不相同，而乃欲以吴书瘟名之真正者，竟以瘟温混称为正名。吴书治瘟之不误者，又以瘟温误治为正误耶？此余所甚不解于孔君者也。夫吴氏之书专论瘟疫，及余所评订原文甚明。信如孔君言，瘟即是温，又云加疒为瘟，皆后人之自为变易，不可因易，其文遂以瘟、温为两病，是则孔君之敢于颠倒前辈，贻害后人矣。试思瘟与温之较然两症者，而既欲颠倒以混其名，则瘟与温之较然两治者，不致贻害而混其治不止也。然而吴氏所谓"邪厉毒秽，感受传染之瘟疫"，而可以《内经·素问》之所谓"冬伤于寒，春必病温，冬不藏精，春必病温"之治以治之乎？吾恐孔君亦知其不可也，则瘟与温之各为一症，固已显然也。且即温之为症，亦不一矣，如冬

---

① 孔君毓礼：字以立，清代医家，河南黎水人，生卒年代不详。孔氏善治温病，集历代诸家论述，参以个人临床经验，补遗正讹，编撰成《痢疾论》四卷，于清乾隆十七年（1752）刊行于世。该书首注《内经》、仲景，次列历代诸家折衷统论五首，辨证七条，治法十三则，诸证二十八门，诸家治案二十四条，痢疾诸方一百零六方。

② 津筏：原指渡河的木筏，后喻引导人们达到目的之门径。

③ 将伯：本谓请求长者帮助。语出《诗经·小雅·正月》："载输尔载，将伯助予。"

温、春温、风温、湿温，种种不同，前贤尚论，往籍可稽，独无有阑入^①疫门瘟字混举淆称者。故长沙张氏谓治疫为前人缺典，因著论以为补遗，则瘟之与温症不同，而名各别又显然也。盖温症有兼瘟气而发者，未有瘟疫而即名之以温病者也。请得晰言之。昔嘉言喻氏先辈之论疫也，谓仲景《伤寒论》欲明冬寒、春温、夏秋、暑热之正，自不能并入疫病以混常法，驳叔和《四变篇》，谓瘟疫者另加一气，或温气兼瘟气。夫春温之正，不能并入疫病，以混常法，而温瘟并发之症必加兼字，先辈恐误后人，句斟字酌，精细如此，可知瘟疫与温病之不同者，此其一也。又谓四时不正之气，感之者，初不名疫，因病致死，病气尸气混合不正之气，斯为疫矣。以故鸡瘟死鸡，猪瘟死猪，牛马瘟死牛马，推之于人，何独不然？夫病气尸气混合不正之气，始名瘟疫，而温则冬伤于寒及冬不藏精之所致，是瘟与温之不同者，又其一也。惟谓温与暑、湿、热之气交结，互蒸其中，或杂诸秽，益以病气死气无分老少，触之即同一病状，此则温气而兼瘟气者。然温不同瘟，玩一"兼"字可见，不得谓瘟即是温者，又其一也。

夫先辈不惜苦心，以分而别之，而孔君必欲恣其私见，以混而同之也，余是以不解也。且孔君亦自知其立说之前后牴牾乎？其评论杂气曰：疫病乃天地疠气，时人以伤寒目之，更以冬伤于寒春必病温之温病混之，则温不可以混瘟。孔君亦既知之矣，而于瘟即是温之言不已自相矛盾乎？又云：疫病，感天地戾气也。戾气者，非寒非暑，非暖非凉，亦非四时交错之

---

① 阑入：掺杂。

气，乃天地间一种疠气。至于温病，则伏邪所发，多有安居静养，别无他故，倏焉而病，询其所以然之故，无处寻思，求其感受之因，杳不自觉，则瘟之不同于温，亦犹温之不可以混瘟者，孔君亦又知之，而与瘟即是温之言相为矛盾，不更彰明较著哉！不但此也，又据《杂气篇》评曰：即如叔和所云，春应温而反寒，夏应热而反凉，秋应凉而反热，冬应寒而反温，得非时之气，长幼相似者，以为瘟疫病，其说亦似是而非是。孔君又明知非时之气，如前所云应温反寒、应热反凉之类是为温病，而不可遂以为瘟疫，故谓叔和之说似是而实非也。则瘟即是温之言，即问之孔君，其以为然乎？否乎？抑实矛盾乎？此固不待智者而知之者也。

嗟乎！温之为症，虽亦多端，然不如瘟之危险。若大头、软脚、疙瘩、瓜瓤、蛤蟆、绞肠诸恶症，治者差以毫厘，病者即分生死。故吴氏《醒医六书》实专门名家之业，无从颠倒，无从疵议[1]者也。而孔君云云，且以正名、正误自命，则余虽不与孔君辩，而不得不代为吴氏辩，且为读吴氏书而治瘟疫者辩之也。《易》曰：由辩之不早辩。孟子曰：予岂好辩哉。愚亦犹是耳，知我罪我，不遑计矣。爰就孔君原文，为之条辩如下。至若痢门，余另与疟泄合为论著，附录后编。

未[2]初夏八十一岁老人松园熊立品自识

---

① 疵议：非议、指责。
② 乾隆乙未：乾隆四十年（1775），乃"辩孔琐言"成文时间。

辩孔琐言

正名原文愚辩分注各文下

《伤寒论》曰：发热而渴，不恶寒者，为温病。

此即《内经》、仲景、嘉言诸前辈所指之正温病也。冬伤于寒，冬不藏精，致寒邪深入，遇春感发，伏邪浮越于太阳、阳明、少阳三经，故身发热。真水亏缺，邪火上炎，肠胃如焚，津液枯涸，故口渴。不恶寒者，伏匿之邪，郁蒸成热，自内达外，故不恶寒，非如瘟疫之热而不恶寒也。孔君误认病原，因而误认病症，遂误有正名之书，而实由于误解《伤寒论》也。已实误而不正，又奚其正也。

后人省文，加"疒"为"瘟"，即"温"也。

此一"温"字，系春夏正温，或感受外邪而发之风温、湿温也。若瘟则疫病，系感触天地疠气，延门合境，无论老少强弱，共相传染者也。症候本不相同，病名所以各异，岂因其声音之合，遂并其字义而同乎？至谓"后人省文"，试问"氵"之与"疒"，孰为多，孰为少乎？此又支离其词之甚者，人所易见，无俟繁言。

如"病證"之"證"，后人省文作"证"，嗣后省"言"加"疒"为症。又如滞下，古人为下利脓血，盖以泻为下利，后人加"疒"为"痢"。要之，古无"瘟""痢""症"三字，皆后人之自为变易耳。不可因易其文，以"瘟""温"为两病。

古诚无此三字，故喻氏嘉言先生以前亦有以"温疫"名篇者，古人字多通用，有一字而四五解者矣。若谓一字只一义，则温良恭俭之"温"，即可解作温故知新之"温"乎？

且孔君谓古人以泻为下利，试问今有痢者，孔君仍以泄泻治之，有泄泻者，孔君遽以痢治之，而执古人下利二字，谓痢亦为泄，或泄即为痢乎？善读书者，不以辞害意、以意逆志，是为得之因①哉，孔君之论瘟矣。

各指其受病之原。

冬伤于寒，冬不藏精者，春夏之正温也。得非时之气以为病者，冬温、风温、湿温也。感四时不正之气，而又杂以秽气，加以病气尸气者，瘟疫也。此瘟疫、温病受病之原，其迥乎不同有如此者。

乃指冬之伏寒，至春至夏，发为温热。

精失闭藏，水脏不胜寒肃而受伤，冬不即病者，以我政当权，尚可御侮。至于春前，时退气泄，热既耗其液，木复盗其精，故略感微邪，春则发为温病，夏则发为热病。此《内经》、仲景、嘉言诸贤之所指，以名温者也。

又以非节之暖为瘟疫。

按： 叔和《序例》，固有其冬有非节之暖者，名曰冬温，实未闻曰瘟疫。即在昔诸贤俱指四时异气或天地不正之气为病，亦无一人以非节之暖为瘟疫者。孔君云云，不知何据？

果尔，又当异症异脉。

春温之病，其症发热口渴，而不恶寒，初无传染。若夫瘟疫，初起不阴不阳，似疟非疟，先憎寒而后发热，久则但发热而不憎寒，或至日晡益甚，头疼节强，苔如积粉，渐或黄黑芒刺，二便秘塞，甚至延门合境，共相传染。此症异也。温病之脉，初但伤经者为阴邪，发则为伏气，伏气多弱

---

① 因：底本漫漶不清，据大成本补。

脉。久伤入脏者为阳邪，阳邪为正温，正温多洪脉。若瘟疫之脉，则详予评订吴氏《六书》①中，迥乎各别。此脉异也。孔君论脉，不尝云乎：疫邪充斥，脉多变幻，或浮细如丝，按之全无，或沉微欲绝，举之不见，或全伏，或极促。朝更夕改，莫可名状，岂非脉异乎？

不然，何以知其受病之原不同也。

既审其脉，复辨其症，借曰未知，吾不信矣。

设使脉症不同，病原各异，又当另立方论治法，然则方论治法又何立哉？

按：温病之方论治法，详于《内经·素问》及喻氏《尚论》后四卷；瘟疫之方论治法，则莫详于吴氏《醒医六书》。其他散见于前贤各书者，难更仆数。即孔君所辑刘宏璧、林起龙、朱煜及前贤名方治案，孰非因其脉症不同、病原各异而另立者乎？

所谓枝节愈繁而意愈乱，学者未免有多歧之惑矣。

体认得喻氏春温之论，清清楚楚；参透得吴氏瘟疫之论，明明白白。不妄以"瘟"即是"温"，自然枝节不繁，意亦不乱，而何有于惑，何有于多歧？

夫温者热之始，热者温之终，温热首尾一体，故又为热病即温病也。

据称温热首尾一体，热病固即温病矣。若瘟疫与温热首尾并非一体者，何得妄谓"瘟"即"温"也乎？

又名疫者，以其延门合户，如徭役之役，众人均等之谓也。

诠解"疫"字义，名通精确矣。试问温之为病，曾有是

---

① 六书：即《醒医六书》。

乎？即此数语，似孔君亦明知瘟不同于温也，而又安得谓瘟即是温？

今省文作"殳"，加"疒"为"疫"。又为时疫时气者，因其感时行疠气也。因其恶疠，又为之疫疠，终有得汗而解。

按：瘟疫之症，必于下后，表里疏通，才得战汗而解。若起初即似孔君主用温补，而以术、附、参、芪闭固皮毛，壅滞经络脏腑，奚由得有战汗自汗？疫邪又何由得解哉？

故燕、冀名为汗病。

按：时疫、时气、疫疠、汗病，皆瘟疫之别名。更有大头、软脚、疙瘩、瓜瓢、蛤蟆、绞肠等名目，固皆孔君笔之于书者。今谓瘟即是温，试问温之为病，曾有是乎？

此外，又有风温、湿温，即温病夹外感之兼症，各各不同，究其病则一。

风温、湿温均为温病，大端虽同，而其实亦有治风治湿之异。至瘟疫之与温病，则脉不同、症不同、治不同、方不同矣，何得谓瘟即是温？

细按孔氏瘟即是温之言，初以为湿温一症，略略[1] 相近，今复考其所引刘宏璧[2] 集补，谓凡盛夏湿温之症，即藏疫疠在内，一人受之则为湿温，一方传遍则为疫疠。夫一人受之为湿温，是湿温并不传染他人也；一方传遍为疫疠者，则延门合境，共相传染者也。则瘟疫与湿温，且截然为两病，而况风温、春温等，反得与瘟疫混而为一病之理哉？

然后世称疫者，众书以温疫者，弗遗其言也。

---

① 略略：稍稍。

② 刘宏璧：清代康熙年间医家，字廷实，豫章（今江西南昌）人。弱冠补弟子员，后屡试不利，遂改习医学，尤精于伤寒学，编有《伤寒论三注》。

此孔君正名之作所由来乎？虽然吴氏论疫之书，一字一句，莫不湛深名理，纬以名言，固无俟后人是正矣。即前贤论列，散见各编者，岂尽谬庆罔知者乎？孔君订吴氏之书，而乃尽翻成说，正以瘟温同病之名，视名编等于覆瓿[1]，炫浅学，矜其创获。孔子有言：盖有不知而作之者，我无是也。若孔君者，其无乃不可乎？

后以《伤寒例》及诸家所议，凡有关于温疫，其中多有错误者，仍恐致惑于来学，悉采以正焉。

按：所引《伤寒例》及云岐子《活人书》，陶节庵、朱丹溪等诸前辈，皆冬温、风温、湿温之议，且与吴氏专论瘟疫者，渺不相涉，乃横加阑入。吾恐孔君所谓滋学者多歧之惑者，殆不啻其自谓也。已则误而不正，而尚暇正人哉？

评曰：细阅所辩诸条，最为详晰，不但瘟疫之源流益著，而风温、湿温并大头、软脚等瘟之病原，纤毫毕澈矣，可谓有功医学。

正　误

品按：孔氏正误诸条，多系喻嘉言驳正王叔和《伤寒序例》，并云岐子《活人书》、陶节庵、朱丹溪等辩论冬温、春温、风温、湿温之语，绝非瘟疫症中所有事。今孔君于吴氏《瘟疫论》中凭空插入，名以正误，岂以为吴氏未见以上诸书，不知所谓证有名温者，而但谆然详切于瘟疫之审治研方，故待今日孔君而正其误耶？

---

① 覆瓿：犹复瓿，典出《汉书·卷八七·扬雄传下》，比喻著作毫无价值。

校后记

　　本书作者熊立品（字圣臣，晚号松园老人），少年时期即对岐黄医道颇感兴趣，自述"自束发受书，即喜旁涉《灵枢》《素问》等集"，此后"以诸生老布衣，不为良相，愿为良医"，新建（古称西昌，今属江西）人，是名医喻嘉言的同乡。熊氏力学多才、精通医理、医术精湛、医德高尚，尤其对于瘟疫的治疗最有心得。他广泛博览前代医籍，在总结自身治疗瘟疫经验基础上，取吴又可治疫之书详细加以考订，参以喻嘉言论温之说，编撰而成《治疫全书》。该书完成之后，熊氏复取痢疟之症，附以泄泻，编撰成《痢疟纂要》八卷，后又编撰《麻痘绀珠》六卷，三种书合编为《传症汇编》二十卷刊行于世。

　　所谓"传症"，系指传染性病症。"传症全编序"称：传症有四，一曰疫，一曰疟，一曰痢，一曰痘疹，"因汇编诸传症为一书，论必有宗，治必有法"。《传症汇编》主要包括以上提及三种书，故《中国中医古籍总目》著录其子目为三种。若算上《辩孔琐言》（在五卷终之后且有自序）及《（瘟疫）问答》（在琐言之后，虽然版心上方刻有"治疫全书"，但是页码单列），则可计为五种。故此《传症汇编》内有部分卷端页分别刻有"第一种"至"第五种"，但与上述三书或五书均不完全一致，造成这种现象，或是由于部分所刻位置有误。关于该书的价值，《中国医学大成总目提要》评价其"为研究瘟疫预防疗法者，不可不读之书"，诚哉斯言！

　　关于熊立品及《传症汇编》，过往书目记载及学界考证存有诸多讹误。关于熊立品其人生年，学界一般定为康熙四十二年（1703），但是据《辩孔琐言》自序序尾云："时乾隆乙未初夏八十一岁老人松园熊立品自识"，可知在乾隆四十年（1775）作者已是81岁老人，由此推算出作者生年应为康熙二十九年（1690）。关于《传症汇编》各书成书时间：根据乾隆三十四年夏朝绅"治疫全书序"，可知《治疫全书》成书于乾隆三十四年（1769）；根据乾隆乙未"辩孔琐言自序"，此书成于乾隆四十年（1775）；而《痢疟纂要》《麻痘绀珠》二书皆撰成于乾隆四十一年（1776）。至于《传症汇编》各书刻成时间，据乾隆四十一年熊氏自撰《传症汇编总序》曰："乃取治疫之《醒医六书》详加考订，益以同邑喻微君之《疫病论》，合为六卷，业付梓人。兹复取痢疟之症，附以泄泻，为《纂要》八卷，麻痘之症为《绀珠》六卷，同授开雕。窃不自揆，颜曰《传症汇编》。"由此可知，《治疫全书》最先付梓（最初仅五卷，详见该书凡例和卷五末行文字），而《痢疟纂要》《麻痘绀珠》二者是在《治疫全书》之后成书，并"同授开雕"。

综上所述，《治疫全书》《辩孔琐言》《痢疟纂要》《麻痘绀珠》《（瘟疫）问答》成文年代不一，最终于乾隆四十二年（1777）汇集刊印《传症汇编》合刊本。而《治疫全书》作为合刊本第一种，其最初成书制版只有五卷，直至《传症汇编》刊印之时，才将《（瘟疫）问答》（改变行文表述，成为"瘟疫客难"）和《辩孔琐言》增入，成为该书的第六卷。这从《治疫全书》目录第六卷下有小字"新增"二字亦可得以佐证。

本次点校采用的底本为清乾隆四十二年（1777）西昌熊氏家塾刻本（浙江中医药大学图书馆藏），校勘过程中取1936年曹炳章编辑的《中国医学大成续集·二十五》影印本进行核对，纠正了全书序言及正文排序上的错杂混乱。这些顺序排列的不同，推测是由于装订造成的，而该书版本只有一种，即乾隆四十二年（1777）西昌熊氏家塾刻本。另外要特别说明之处，书中熊立品引用的《瘟疫论》系康熙五十四年补敬堂主人所刊行的《醒医六书》版，个别章节、文字详略与其他版本稍有差别，本次校点选取日本享和二年壬戌（1802）恬淡居藏版予以参校，而《尚论后篇》则选取清乾隆二十八年（1763）黎川陈守诚《尚论后篇》刻本予以参校。

整理者

2024 年 5 月

总 书 目